Schirner Verlag

Bild auf den Seiten 4, 9, 103, 176, 183, 194, 225, 234 und 236:
42947628 (scottchan), www.fotolia.de
Bild auf den Seiten 49-52, 63-69, 76-77, 85-91:
3041060 (Koriolis), www.fotolia.de

ISBN Printausgabe 978-3-8434-1116-5
ISBN E-Book 978-3-8434-6116-0

Désirée Baierl:
Die Macht der Seelenverträge
Seelenheilung mit
schamanischer Energiemedizin

Umschlag: Murat Karacay, Schirner,
unter Verwendung von # 41683185
(Lonely), # 42947628 (scottchan) und
#51454322 (snygg),www.fotolia.de
Satz: Silja Bernspitz, Schirner
Redaktion: Sandra Frey, Schirner
Printed by: Ren Medien GmbH, Germany

www.schirner.com

6. Auflage Februar 2016

Désirée Baierl

Die Macht der Seelenverträge

Seelenheilung mit schamanischer Energiemedizin

Schirner Verlag

Inhaltsverzeichnis

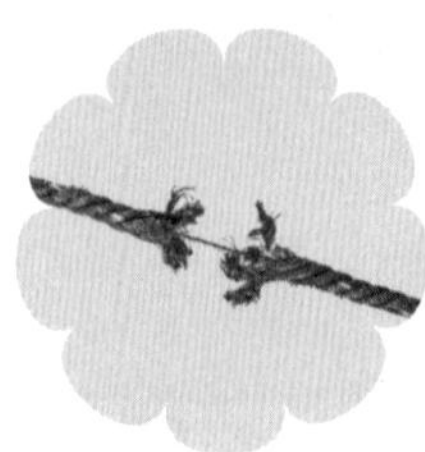

Liebe Leserinnen und Leser,

durch die vielen Rückmeldungen, Fragen und Erfahrungen von und mit Lesern dieses Buches haben sich einige wichtige Ergänzungen ergeben, die Sie unbedingt VOR der Lektüre wissen sollten:

1. Viele Menschen schreiben mir, dass sie schon nach wenigen Seiten dieses Buches so klar wussten, dass dies der lang gesuchte Schlüssel für sie ist, dass sie alle weiteren Informationen übersprungen haben und gleich zur Seelenvertragsreise übergegangen sind. Ich fühle mich aufgrund solcher Rückmeldungen natürlich sehr geehrt – dennoch zeigt sich dann häufig auch, dass Schwierigkeiten oder Dynamiken auftauchen, für die die weiteren im Buch enthaltenen Informationen wichtig gewesen wären, damit man möglichst einfach und gut damit umgehen kann.

2. Viele Seelenverträge werden unter großem seelischen Druck geschlossen. Ihre Seele »riecht« sofort, wenn Sie beschließen, einen solchen Vertrag, der in der Vergangenheit vielleicht einmal das Überleben gesichert hat, aufzulösen. So kann es sein, dass in Ihrer inneren und Ihrer äußeren Welt ganz erstaunliche Geschütze aufgefahren werden, um die Veränderung zu verhindern. Z. B. dass, wann immer Sie die Seelenreise zur Vertragslösung machen wollen, etwas dazwischenkommt, Sie müde werden, Krisen auftauchen, das Buch plötzlich verschwunden ist, das Abspielgerät nicht funktioniert u. v. m. Da hilft dann Willensstärke und sich nicht abhalten zu lassen.

3. Achten Sie auf sogenannte Knebelverträge. Das sind übergeordnete Verträge, die alle Heilungsversuche scheitern lassen, wie z. B. »Bei mir ändert sich nie etwas« oder »Nichts und niemand kann mir helfen«. Ist man unbewusst Träger eines solchen Vertrags, kann es sein, dass sich bei aller erfolgreichen Seelenvertragslösung die Situation nicht positiv verändert und auch alle Helfer wie Ärzte, Therapeuten, Schamanen oder der Partner/die Partnerin, die als »Reiseleiter« fungieren, als nicht hilfreich erlebt werden - eben weil der Vertrag das nicht erlaubt. Sollte das bei Ihnen der Fall sein, bitte prüfen Sie, ob Sie vielleicht einen Knebelvertrag in sich tragen, und lösen Sie diesen auf!

Nochmals zusammengefasst: Geben Sie sich die Möglichkeit, von allen Informationen im Buch zu profitieren. Das bedeutet nicht, dass Sie jedes Fallbeispiel lesen müssen - aber es lohnt sich, nachzuprüfen, ob nicht ein Seelenvertrag am Werk ist, der Sie ausgerechnet das Kapitel überspringen lässt, das für Sie besonders hilfreich gewesen wäre.

Lassen Sie sich von Widerständen jeglicher Art nicht davon abhalten, in Ihre Heilungsprozesse zu gehen - manchmal braucht es mehrere Anläufe oder Veränderung der Rahmenbedingungen, bis es klappt. Und: Achten Sie auf mögliche Knebelverträge, und suchen Sie zuerst dort, bevor Sie sich selbst oder Helfer als unfähig beurteilen.

Und abschließend: Vielen Dank für all die inspirierenden Rückmeldungen - und nicht zuletzt für die viele Anerkennung, die mich nicht nur von Herzen freut, sondern die ganz einfach auch guttut!

Eine schamanische Behandlung
ersetzt keinen Besuch beim Arzt.

Ein Besuch beim Arzt
ersetzt keine schamanische Behandlung.

DANKSAGUNG

Mein besonderer Dank gilt all den Menschen,
deren Seelenverträge ich in den letzten zwei Jahrzehnten
verwandeln durfte
und durch die ich immer wieder erlebt habe,
welche Wunder möglich sind.
Aus der Essenz ihrer Geschichten, Veränderungsprozesse
und Heilwerdungen ist dieses Buch erwachsen.

Danke, Martin, für den wundervollsten Seelenvertrag
meines Lebens -
»I wear it with happiness and pride.«

Was sind Seelenverträge?

Seelenverträge sind zutiefst bindende Abmachungen, die wir mit uns selbst abschließen und die weit über Leben und Tod hinaus wirken können.
Neben dem einen großen Seelenvertrag, der unsere Bestimmung und unsere Lebensaufgabe enthält, tragen wir alle noch eine für die meisten überraschende Vielzahl weiterer Verträge in uns. Dabei handelt es sich um Verträge, die wir im Laufe unserer Lebenszeiten angesammelt haben und die wie Leitlinien unser Handeln und Erleben auf dieser Welt bestimmen.
Viele dieser Leitlinien sind leuchtende Herzenspfade. Sie ermutigen und ermächtigen uns, unseren ursprünglich angedachten Weg zu gehen und mit den Herausforderungen des Lebens gut umgehen zu können.

Abmachungen, die unterstützend und stärkend wirken, sind zum Beispiel:

»Dieses Leben ist ein Geschenk, und ich meistere meine Aufgaben voller Freude und Vertrauen«

oder:
»Ich lebe in einer Welt der Wunder, und alles ist mir möglich«

oder:
»Als Ausdruck der göttlichen Liebe bin ich einzigartig, kostbar und trage diese Liebe unverwundbar in mir.«

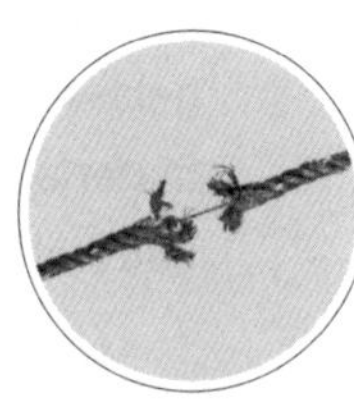

Menschen, die vorrangig diese oder ähnliche Seelenverträge in sich tragen, sind meist voller Selbstvertrauen und Zuversicht. Sie werden oft als stark und besonders belastbar empfunden - oder einfach als Glückskinder. Ihnen scheint so vieles leicht von der Hand zu gehen, alles fällt ihnen in den Schoß, und was sie anfassen, gelingt - zumindest in bestimmten Lebensbereichen. Sie haben es vielleicht nicht unbedingt leichter im Leben, aber sie fallen immer auf die Füße, stehen Krisen gefestigter durch und schütteln so manche harte Zeit ab wie ein Hund die Flöhe. Vor allem, wenn junge Menschen mit solch leuchtenden Verträgen von Älteren mit viel negativer Lebenserfahrung als so »leichtfüßig« wahrgenommen werden, gibt es oft bittere Kommentare: »Na, das Leben wird dich schon noch in die Lehre nehmen!« oder »Wart ab, bis du erst einmal so alt bist wie ich, dann vergeht dir das Lachen.« Zum einen ist da in der Tat etwas Wahres dran, denn natürlich kann es sein, dass es auf dem Lebensweg noch einige Herausforderungen gibt, die vieles abverlangen und noch jede Menge Faktoren ins Spiel kommen, die die Karten neu mischen. Dennoch sorgen die leuchtenden Seelenverträge dafür, dass die Grundrichtung positiv und unterstützend bleibt.

Fragen Sie sich nun, ob all diejenigen, die sich im Leben viel schwerer tun oder immer wieder mit ganz bestimmten Problemen kämpfen, denn keine solchen leuchtenden Seelenverträge haben? Was ist mit den wunderbaren, strahlenden Seelenverträgen von denen, die immer wieder an den falschen oder gar keinen Partner kommen, die das Leben als ewigen Kampf empfinden, die sich mitten in der Familie alleingelassen und einsam fühlen, die zwar Glück in der Liebe haben, aber materiell nie auf einen grünen Zweig kommen, die trotz Behandlung und viel Zeit Trauer oder Traumata nicht loswerden oder die sich trotz

ihres erfolgreichen Lebens nie gut genug, nie wirklich der Liebe wert oder nie erfüllt fühlen?
Und was ist eigentlich mit den göttlichen Bestimmungsverträgen von denen, die sich ihres Lebens freuen und es wunderbar meistern, aber ihre Lebensaufgabe trotzdem nicht finden können?

***Dazu** gibt es eine **gute** und eine **schlechte Nachricht**.*

Die gute Nachricht ist: Jeder von uns hat diese leuchtenden, positiven Seelenverträge, die sich wie Blütenblätter um unseren göttlichen Bestimmungsvertrag anordnen.
Die schlechte Nachricht ist: Es gibt auch Seelenverträge, die unser Leben wie Bleigewichte beschweren, die einschränken, schwächen, den ursprünglichen Bestimmungsvertrag und die positiven, leuchtenden Verträge überschatten oder überlagern und die wie Zerrspiegel Illusionen als Wirklichkeit darstellen. Diese Verträge sind das Resultat von Schockerlebnissen, starken seelischen und/oder körperlichen Verletzungen, anhaltend schlimmen oder bedrohlichen Lebensumständen oder traumatischen Erfahrungen.
Sicher kennen Sie das von anderen oder auch von sich selbst: In einer sehr prekären Situation wird aus dem Druck und der Hilflosigkeit heraus dem lieben Gott, der Göttin, dem Universum oder wie immer diese Macht genannt wird, ein Tauschhandel angeboten:
»Lieber Gott, lass mich bitte aus dieser Sache heil herauskommen, und ich werde ...
»... nie mehr einen Tropfen Alkohol trinken«,
»... das Verhältnis sofort beenden«,
»... immer brav sein«,
»... ab jetzt gut für meinen Körper sorgen«,

»... jeden Tag bewusst als Geschenk empfinden«,

... und, und, und, ...

Eine der ältesten Formen dieser Art Tauschgeschäfte sind Opferungen. Der schönste Stier, das wertvollste Geschmeide, Anteile an der ohnehin schon knappen Nahrung – es musste ein echtes Opfer sein, um im Tausch dafür überlebensnotwendige göttliche Hilfe und Schutz zu erwirken.

Als Kind war mein wertvollster Besitz meine Schmusedecke. In Situationen, die mir Angst machten oder besondere Unterstützung verlangten, bot ich Gott zum Tausch für seine Hilfe ein wirkliches Opfer an: jeweils eine oder mehrere Quasten meiner geheiligten Schmusedecke. Ganz ähnlich entstehen negativ bindende Seelenverträge: In einer bedrohlichen oder sehr belastenden Situation schließen wir manchmal seelische Tauschgeschäfte ab. Dabei tauschen wir ein Stück unserer Lebensenergie, unseres Lebenspotenzials gegen Sicherheit, Schutz, Zuwendung oder ganz einfach Überleben ein. Allerdings gibt es bei dieser Art Handel keinen zweiten Vertragspartner, kein Gegenüber, weder Götter noch Teufel, die dem Geschäft zustimmen. Diese Seelenverträge schließen wir ausschließlich und allein mit uns selbst ab[1].

Stellen Sie sich ein kleines Kind vor, das in einer Familie mit gewalttätigem Vater aufwächst. Es erkennt schon sehr bald, dass die Gefahr, dass es Schläge oder Erniedrigungen erhält, dann am größten ist, wenn es dem Vater irgendwie auffällt. Je größer – also auffälliger – das

1 *Ausgenommen, Sie erleben sich bewusst als Gott bzw. Teil Gottes/der Göttin, dann stimmt es natürlich wieder, dass Sie den Handel mit Gott abschließen.*

Kind wird, desto häufiger und härter werden die willkürlichen Misshandlungen. Zu diesem Zeitpunkt schließt es auf der Seelenebene als rettende Überlebensstrategie einen folgerichtigen Vertrag ab: »Wenn ich unsichtbar bin, werde ich nicht verletzt«. In der folgenden Zeit bringt es das Kind es zu einer Art Meisterschaft darin, unsichtbar zu sein. Es verhält sich so unauffällig, dass es im Zimmer sozusagen mit der Tapete verschmilzt und völlig übersehen wird. Ein zu diesem Zeitpunkt wirklich hilfreicher Vertrag! Als das Kind fünf Jahre alt ist, lässt sich die Mutter scheiden und zieht zu ihren Eltern. Das Kind wächst nun behütet und geliebt heran.

Als dieses Kind erwachsen war, habe ich es getroffen: Ich feierte damals meine Wohnungseinweihung, und einer meiner Freunde hatte angefragt, ob er seine Cousine mitbringen könne, die gerade zu Besuch war. Was für ein ausgesprochen sympathisches und attraktives Mädchen, dachte ich, und da Margit sonst niemanden kannte und etwas schüchtern wirkte, zog ich sie in ein Gespräch. Bald erzählte sie mir, wie sehr sie darunter leide, dass sie sich so allein fühlte. Sie sei jetzt 24 Jahre alt und habe noch nie einen Freund gehabt. Und eigentlich auch keine Freundinnen. Ich konnte das erst gar nicht glauben, weil sie doch scheinbar alles besaß, was Männern und potenziellen Freundinnen sehr gefallen musste. Innerlich kopfschüttelnd nahm ich mir fest vor, mich an diesem Abend ganz besonders um sie zu kümmern und ihre intensive Bekanntschaft mit einigen meiner anderen Gäste nachdrücklich zu unterstützen. Ich setzte Margit beim Essen gleich auf den Platz mir gegenüber, um ihr möglichst viele Gesprächskontakte zu sichern und diese bei Bedarf entsprechend anfeuern zu können. Doch beim Nachtisch stellte ich regelrecht schockiert fest, dass ich Margit tatsächlich nach spätestens zehn Minuten einfach vergessen hatte. So wie es übrigens allen anderen auch mit ihr ergangen war. Sie war wie … unsichtbar.

Und das ist es, was Seelenverträge, die für eine bestimmte Situation oder eine bestimmte Zeit hilfreich und richtig gewesen sind, zu unheilvollen Lebensfesseln macht: Die Situation vergeht, die Zeiten und Bedingungen ändern sich, aber der einmal abgeschlossene Vertrag in uns bleibt. Margits Seelenvertrag hat für sie als Kind gute Dienste geleistet. Doch Seelenverträge sind Tauschgeschäfte, und für die Sicherheit vor Verletzungen hat Margit einen Teil ihres Lebenspotenzials weggegeben: ihre Präsenz. Als Heranwachsende und später als Erwachsene mit völlig anderen Lebensbedingungen und -anforderungen wirkte der Vertrag nun alles andere als hilfreich.

Manche meiner Klienten haben einen Seelenvertrag, der aus ihrer Kindheit stammt, obwohl sie diese als glücklich oder eher ereignislos erlebt haben. Der Grund liegt in der besonderen Lebenssituation von Babys und Kleinkindern, nämlich dass ihr (Über-)Leben völlig von den Eltern/Erwachsenen abhängt. Dadurch können Umstände und Erlebnisse, die Erwachsene als Bagatellen oder völlig harmlos einstufen, von Kindern als schreckerfüllt erlebt werden.

Stellen Sie sich vor, Sie sind eine frisch gebackene Mutter oder ein Vater mit einem neuen kleinen Erdenbürger. Es ist ein herrlicher Sommertag, die Sonne strahlt, und Sie packen bestens gelaunt Ihr lächelndes Baby plus Einkaufskorb ins Auto, um zu dem etwas entfernter gelegenen Supermarkt zu fahren. Auf halbem Weg halten Sie an der Post und springen schnell hinein, um ein Paket aufzugeben. Dummerweise steht an allen Schaltern eine Schlange, und ausgerechnet die Frau vor Ihnen kommt mit einem Formular gar nicht zurecht und braucht ausführliche Erklärungen. Als Sie endlich Ihr Paket losgeworden sind und ins Auto steigen, ist Ihr Kleines tränenüberströmt und schreit wie am Spieß. Sie beruhigen es liebevoll (»Ja, mein Spatz, ich weiß, die Mama war lange weg«), machen schnell alle Fenster auf und ziehen ihm das Jäckchen aus (»Puh, heiß ist es hier drin - hat der Papa vergessen, das Fenster einen Spalt aufzulassen! Tut mir leid, Schätzchen, aber er dachte, er wäre nur einen Moment weg. Jetzt aber schnell frische Luft rein!«). Der Tränenstrom versiegt, alles ist wieder gut, und Sie starten durch zum Supermarkt.

Nun stellen Sie sich bitte wieder einen Sommertag vor, und Sie sind ein kleines Baby, das Mama in dem weichen Tragekorb ins Auto stellt. Das Schaukeln bei der Autofahrt gefällt Ihnen gut, Mama singt Entchen-Lieder, und die Ohren von Ihrem Stoffhasen riechen köstlich nach Geborgenheit. Dann hört das Schaukeln auf. Mama sagt etwas, dann ein lauter Knall, und sie ist weg. Sie sind allein. Die Zeit vergeht. Die Luft wird immer heißer und stickiger, weil das Auto in der Sonne steht. Mama ist weg. Und Sie haben keine Ahnung, wann sie wiederkommt. Bevor die Hitze so groß geworden ist, dass Ihr zarter Organismus versagt? Kommt sie überhaupt wieder? Sie haben keine Ahnung. Weil Sie sich weder das Strickjäckchen selbst ausziehen, noch frische Luft hereinlassen, noch aus dem Auto hinauskönnen, nutzen Sie das einzige Hilfsmittel, das Ihnen hier zur Verfügung steht: lautes Weinen und Schreien. Große Menschen, so wie Mama, gehen vorbei, manche gucken zum Fenster herein und verziehen das Gesicht, manche formen auch Worte mit dem Mund, die Sie nicht hören können - und keiner hilft. Wenn Mama nicht - rechtzeitig - zurückkommt, werden Sie sterben. Ihr ganzes Sein ist erfüllt von Angst.

Und genau an diesem Punkt in der Geschichte kann sich ein Seelenvertrag formen, ein Versicherungspaket, das das künftige Überleben schützen soll: »Nur wenn ich mir selbst helfen kann, bin ich wirklich sicher«. Eine mögliche Folge eines solchen Vertrages könnte dann für Ihr Erwachsenenleben bedeuten, dass Sie – statt eine Familie zu gründen oder Karriere in Ihrem Traumberuf zu machen – eine Ausbildung und Qualifikation nach der anderen »sammeln«, um sich in allen Bereichen und Lebenslagen selbst helfen zu können.
Eine andere Folge könnte sein, dass Sie unbewusst alle Situationen meiden oder sprengen, die Sie in gefühlte Abhängigkeit von anderen Menschen bringen: bindende Partnerschaften, abhängige Arbeitsverhältnisse, Heiler und Helfer für Leib und Seele, etc.

Das klingt nun, als ob Eltern ihre Kinder fast unvermeidlich täglich mindestens dreimal traumatischen Erlebnissen aussetzen würden und letztendlich schuld an einem ganzen Packen negativer Seelenverträge wären. So ist das aber ganz und gar nicht. Kinder gehen jahrelang durch wechselnde Phasen der Abhängigkeit, was einen natürlichen Motor für sie darstellt, zu wachsen, zu lernen und Eigenständigkeit auszubilden. Und jeder Mensch erlebt im Laufe seines Lebens Angst oder schmerzhafte Gefühle, was oft die Voraussetzung für Besonnenheit und die Ausbildung von Mitgefühl ist. Bei Alltagssituationen und mäßigen Herausforderungen, die mit emotionalem Stress oder körperlichen Unannehmlichkeiten einhergehen, besteht nur dann die Möglichkeit negativer Folgen, wenn schon eine entsprechende Disposition besteht. Anders ausgedrückt: Bei einem Kind, das eine solche Situation wie die oben beschriebene als so existenziell beängstigend erlebt, liegt bereits eine Verletzung des Urvertrauens vor – wahrscheinlich, weil es schon vor diesem Erlebnis einen entsprechenden Seelenvertrag mitge-

bracht/geerbt (siehe Kapitel »Vererbte Familienverträge: vom Erbgut zum Erbschlecht«) hat, der seine Weltwahrnehmung prägt und leitet. Das Ganze ist vergleichbar mit einer Erkältung: Wenn fünf Leute durchgefroren von einem überlangen Winterspaziergang nach Hause kommen, bekommen nicht unbedingt alle einen Schnupfen, sondern nur die, deren Immunsystem sowieso schon geschwächt war.
Wissenschaftliche Studien belegen, dass sogar bei Gewaltverbrechen nur 25 % der Opfer dadurch ein Trauma erleiden.
Unser Organismus und unser Lichtkörper (Aura/elektromagnetisches Feld) sind in ihrem (überwiegend) heilen Zustand wunderbar in der Lage, ein hohes Maß an seelischen und körperlichen Verletzungen und Störungen zu verarbeiten, zu verwandeln und auszuleiten. Es ist also die Mehrheit der Kinder, die auf Erlebnisse wie in dem Auto-Beispiel »gesund« reagieren kann: »Ich fühle mich allein, Mama ist weg, mir ist heiß, ich finde das überhaupt nicht gut - vielleicht habe ich auch Angst, dass die Mama nicht mehr kommt -, aber da ist sie ja wieder, tröstende Arme, Mama da, alles vergessen, weiter gehts«. Und auch wenn Sie vorbildliche und liebevolle Eltern sind, liegen manche Bürden und Schatten, die ein Kind trägt, nicht in eventuellen Mängeln Ihrer Erziehung und Zuwendung. Kinder werden nicht als unbeschriebene Blätter geboren. Ihr Erbgut enthält neben körperlichen Merkmalen, Eigenschaften und Talenten auch Seelenverträge - solche, die uns stärken und wie Leuchtsterne leiten und auch solche, die uns negativ binden. Fesselnde Seelenverträge handeln wir uns nämlich nicht nur in der Kindheit ein. Entsprechend heftige Erlebnisse wie Krieg, die Geburt eines lebensbedrohlich schwachen Kindes, der Verlust geliebter Menschen, Vergewaltigung, Flucht, Todesangst oder der Verlust eines Körperteils können auch bei Erwachsenen Seelenverträge nach sich ziehen. Diese Seelenverträge können dann von einem Neugeborenen

mitgebracht werden – als sogenanntes »Familienthema« oder als im Lichtkörper gespeicherte Information aus der eigenen Vergangenheit.

Wir alle haben neben den leuchtenden Seelenverträgen im Laufe unserer Lebenszeiten einige solcher Lebensfessel-Verträge angesammelt. Und meist völlig unbewusst erfüllen wir diese Verpflichtungen immer und immer wieder, egal, wie einengend, leidvoll oder schwierig sich unser Leben dadurch gestaltet. Wir sind ja vertraglich gebunden.

Aber im Leben ist es wie in den wahren Märchen: Am Ende wird alles gut. Und darum nehme ich das »Happy End« hier schon einmal vorweg: Seelenverträge kann man finden und auflösen. Und nicht genug damit: Man bekommt sogar seinen Einsatz zurück und ein Geschenk obendrauf!

Sie können also ganz entspannt weiterlesen ...
Sie können also ganz entspannt weiterlesen ...

Seelenverträge in einem anderen Gewand: Glaubenssätze, Schwüre und Versprechen

Unter Seelenverträge können auch Glaubenssätze, Schwüre und Versprechen fallen, wenn sie so intensiv aufgenommen bzw. gegeben werden, dass sie in der Matrix des Lichtkörpers einen Abdruck verursachen - sozusagen eine Seelen-Tätowierung. Und ebenso wie eine vertragliche Bindung haben sie Erfüllungspflicht, ob wir wollen oder nicht.

Früher wusste man sehr gut um die Macht des gesprochenen Wortes. Bereits die Bibel besagt, dass alles mit dem Wort beginnt. In der christlich-jüdischen Tradition erschafft Gott auch über das Aussprechen, also über Wort. Worte erschaffen und manifestieren mit einer ganz anderen Macht als Gedanken.

Wenn ein Ehepartner lediglich mit den Gedanken an Scheidung spielt, hat das andere Auswirkungen, als wenn er ihn auch ausspricht. Wenn Sie über einen Nachbarn oder Kollegen denken, dass dieser eventuell ein Kind sexuell belästigt hat, wird das lediglich Ihr Verhalten dem Kollegen gegenüber beeinträchtigen. Wenn Sie diesen Verdacht vor anderen laut aussprechen, und er ist wahr, können Ihre Worte das Leben eines oder mehrerer Kinder retten. Sprechen Sie Ihre Gedanken des Verdachts nur ein einziges Mal aus, und Sie irren sich, haben Sie eventuell das Leben des Kollegen zerstört. Worte haben die Macht, zu erschaffen und zu zerstören, Wirklichkeiten zu manifestieren und Vergangenheit, Gegenwart und Zukunft zu formen. Mit Worten hauchen wir Wesen und Dingen Leben ein, zum Beispiel mit der Namensgebung. Namensgebung war und ist rund um den Erdball ein zeremonieller und heiliger Akt. In der Mythologie und vielen weisen Märchen verleiht das Wissen um den wahren Namen besondere Macht. Heilige Gegenstände, denen besondere Kräfte innewohnen, tragen Namen: So werden in der germanischen und keltischen Mythologie oft Waffen, Geschmeide oder Werkzeuge erwähnt, doch nur besondere Objekte haben Anrecht und Anspruch auf Benennung. So heißt die Halskette der germanischen Göttin Freia, die von Zwergen geschmiedet wurde und Freia große Macht über die Kräfte, das Wirken und die Reichtümer der Natur verlieh, »Bresingamen«. Das sagenhafte Schwert von König Artus, »Excalibur«, schenkte seinem Träger übermenschliche Kräfte, und der Hammer des Donnergottes Thor, der nie sein Ziel verfehlte, hieß »Mjölnir«.

Aber auch Kinder zeigen, dass Namen Gegenstände als etwas Magisches oder Beseeltes kennzeichnen: Das geliebte Stofftier, das überall dabei ist und durch die viele Liebesenergie, die Tränchen, die in sein Fell gefallen sind und die gemeinsam durchstandenen Abenteuer zu einem magischen Begleiter geworden ist, wird vom Kind unwillkürlich benannt. Auch Bäume, Edelsteine und Berge, die als heilig angesehen werden, werden mit speziellen Namen geehrt, die auf ihre besondere Bedeutung hinweisen. Viele Bauern halten es heute noch so, dass sie den Tieren, mit denen sie ihr Leben teilen, einen Namen geben, dem gleich zum Schlachten oder Verkauf bestimmten Vieh jedoch nicht. Bei verschiedenen Volksstämmen war es eine Bestrafungsart, jemanden »namenlos« zu machen und damit zu einem Niemand. Und als letztes Beispiel sei der Fantasy-Held Harry Potter genannt, der die Schreckensgestalt des Lord Voldemort nicht angstvoll wie die meisten anderen als »Der, dessen Name nicht genannt werden darf« bezeichnet, sondern seine Ebenbürtigkeit und Macht zeigt, indem er dessen Namen laut ausspricht.

Doch für bindende Wortmagie müssen wir nicht in die Antike oder die fantastische Welt der Literatur gehen: Versprechen und Schwüre sind verbindlich, und das berühmteste Beispiel sind wohl die drei rituellen Worte »Ja, ich will«.

Und hier sind wir schon bei einem sehr eindrücklichen Beispiel, wie ein Versprechen bzw. ein Schwur zu einer Lebensfessel werden kann. Ich behandle immer wieder Klienten, die große Probleme mit Partnerschaft haben – entweder, weil es für sie keinen passenden Partner zu geben scheint oder weil sie sich nach einer Trennung/Scheidung auch nach Jahren einfach nicht von ihrem Partner lösen können. Häufig finde ich in ihrem Lichtkörper dann bei der Behandlung ein Gelöbnis – aus der jüngeren Vergangenheit oder weit zurück in den Tiefen der Zeit –, mit dem sie sich an einen anderen Menschen gebunden haben: Die Frau, die nach ihrem Seitensprung die Wunde, die sie ihrem Mann zugefügt hat, aus tiefstem Herzen wiedergutmachen will und ihm schwört »Es wird nie, niemals einen anderen für mich geben als dich«, das junge Paar, das bei seiner alternativen Trauzeremonie die selbstgeschriebenen Ehegelübde austauscht »Ich nehme dich als den mir bestimmten Lebenspartner an, jetzt und für alle Zeit, in diesem und in anderen Leben« oder der Liebende, der einst der in seinen Armen sterbenden Gefährtin Treue über den Tod hinaus versprach.

All diese machtvollen Schwüre können im Lichtkörper gespeichert sein und über Jahre, Jahrhunderte und sogar Jahrtausende aktiv bleiben. Was sollte daran ein lebloser Verwaltungsakt wie zum Beispiel eine amtliche Scheidung ändern, wo Sie doch Ihr Wort gegeben haben?

Machtvolle Versprechen, die weitreichende Folgen haben, können aber auch an ein Ideal, an eine Lebensweise, an eine Wertvorstellung, an eine Religion oder an eine Institution gegeben werden: Mitglieder der Scientology-Eliteeinheit »Sea Org« verpflichten sich den Regeln, Werten und Zielen für eine Milliarde Jahre. Bei manchen Klosterorden legen Mönche und Nonnen ihre Gelübde für die Ewigkeit bindend ab. Ideologische Gelöbnisse wie »Ich werde nicht eher ruhen, bis alle Kriegsverbrecher zur Verantwortung gezogen sind« können als vererbte Seelenverträge ebenso ein ganzes Leben beeinflussen wie religiöse Schwüre im Sinne von »Ich weihe mein Leben ausschließlich dem Dienst an der Kirche«. Eine Schamanin der neuen Zeit, deren Lebensaufgabe es ist, Frieden zu verkörpern und zu leben, wird unendliche Schwierigkeiten damit haben, wenn sie in vergangenen Zeiten als spirituelle Amazone einmal mit bestem Wissen und Gewissen den leidenschaftlichen Schwur tat »Ich gelobe hiermit feierlich, den Kampf gegen Gewalt und Ungerechtigkeit mit allen mir zur Verfügung stehenden Mitteln zu führen und niemals aufzugeben«.

Aber nicht nur ererbte Verpflichtungen sind Bürden, die nicht aus eigenem Wunsch und Willen heraus auf dem Leben lasten können. Versprechen, die am Totenbett abverlangt werden – wieder aus bester Absicht heraus –, sind Fesseln, die bewusst und oft mit tragischen Konsequenzen gelebt werden. Da verzichtet die Tochter auf ihr Lebensglück, weil sie dem sterbenden Vater versprochen hat, für die jüngeren Geschwister zu sorgen, eine Familie sitzt unglücklich an einem ungeliebten Ort fest, weil der Vater der Mutter auf dem Totenbett versprochen hat, das Haus nie zu verkaufen, und der Enkel erhält entgegen seiner Überzeugung seine zerrüttete Ehe aufrecht, weil es der letzte Wille der geliebten Oma war. Diese Schwüre sind oft besonders nachhaltig, weil der Träger ein Brechen, aber auch die Entbindung von diesem Versprechen durch Dritte, als unverzeihlichen Verrat an dem geliebten Menschen empfindet.

Eine andere Variante der Seelenverträge, die im Lichtkörper gespeichert ist und damit die Steuerungszentrale des gesamten Lebens und Erlebens informiert, sind Glaubenssätze. Dass Glaube Berge versetzen kann, ist bekannt. Leider setzen Überzeugungen, die unserer aktuellen Lebenssituation und seelischen Entwicklung nicht mehr entsprechen, auch schier unüberwindbare Felsbrocken und Stolpersteine auf unseren Weg. Menschen mit Glaubenssätzen wie »Das Leben ist ein immerwährender Kampf«, »Männer sind unbeherrscht und gewalttätig« oder »Nur was schwer erarbeitet ist, hat wirklich Wert« erleben und erschaffen sich eine Welt, in der sich diese Sätze immer und immer wieder bestätigen. In meiner Klientin Gitta lebt zum Beispiel die Überzeugung »Ich muss alles allein schaffen«. Als junge Studentin trägt ihr das den schmeichelhaften Ruf ein, sehr patent und ungemein tüchtig zu sein. Auch bei ihrer ersten Arbeitsstelle ist schnell klar, dass Gitta »den Laden schmeißt«. Aber allmählich steigen die Anforderungen: Zu dem wunderbaren, aber anspruchsvollen Ehemann kommen das große Haus, der geliebte Blumengarten und eine neue Chefin, die immer wieder vergisst, dass Gitta nur vier Tage in der Woche arbeitet. Während Gitta sich verausgabt und immer mehr selbst verliert, kommt ihr nie der Gedanke, um Hilfe zu bitten oder Aufgaben zu delegieren. Für Gitta ist klar, dass das Funktionieren ihrer Welt in ihrer alleinigen Verantwortung liegt. Lediglich zu ihrer Schwester Simone geht sie regelmäßig, um ihr Herz auszuschütten, Zuspruch zu genießen und in mancher unbeschwerten Stunde Kraft zu tanken. Für Simone, in deren Lichtkörper kein derartiger Glaubenssatz eingewebt ist, ist es ein Rätsel, warum ihre intelligente und finanziell bestens ausgestattete Schwester keine Putzfrau engagiert, ihren Mann nicht stärker in die Planung und Bewältigung des gemeinsamen Lebens einbindet und ein klärendes Gespräch mit ihrer Vorgesetzten sucht. Sie spricht ihre Schwester mehrmals darauf an, weil sie sich natürlich Sorgen um die immer erschöpftere Gitta macht. Alle Gespräche verlaufen unglücklich. Gitta interpretiert, dass Simone sie für eine Versagerin hält, die ihre Aufgaben nicht schafft, und verteidigt sich vehement. Simone ist verletzt, dass sie für ihre Fürsorge auch noch angegriffen wird und zieht sich schließlich vom Kontakt zurück. Gitta denkt bitter: »Soll sie doch. Ich schaff es auch allein«.

Glaubenssätze können auf zwei Arten entstehen: durch ein entsprechend eindrückliches Einzelerlebnis oder durch lang andauernde Erfahrung wie zum Beispiel das Aufwachsen unter bestimmten Lebensumständen oder mit gewissen Werten bzw. Defiziten. Es ist wirklich erstaunlich, mit wie vielen positiven und negativen Überzeugungen wir unser Sein auf dieser Erde gestalten. Oft kann sich ein einziger Satz, meist ein Urteil über unsere Person, regelrecht in die Seele brennen, vor allem, wenn er von einer Autorität gesprochen wird. Ob ein Elternteil, ein Lehrer, die große Schwester, der Trainer, der Ausbilder oder die erste Freundin – ihre Aussagen können sich in der entsprechenden Situation direkt in den Lichtkörper eindrücken:

»Du bist und bleibst ein Taugenichts«,
»Aus dir wird nie ein richtiger Mann«,
»Du hast einfach zwei linke Hände«,
»Du bist so eine Enttäuschung für deine Mutter«,
»Du bist wie dein Vater«,

»Sie ist eben nur ein Mädchen«,
»Du bist ein totaler Versager im Bett«.

Natürlich funktioniert das auch im Positiven. Meine Freundin Anne erzählte mir oft, wie sie mit 13 ihre Tante aus Amerika kennengelernt hat: Die Tante hatte sich gerade ein wenig mit ihr unterhalten, da kam Annes Mutter mit dem Kaffee herein. Die Tante rief spontan aus: »Helga, dieses Mädchen kann alles erreichen, was es will, es hat das gewisse Etwas!« Anne sagt, das sei für sie wie eine magische Formel oder ein Zauberspruch gewesen, der ihr enormes Selbstvertrauen gegeben habe - vor allem, weil sie keine Ahnung hatte, was dieses geheimnisvolle »gewisse Etwas« war ...

Was häufig unterschätzt wird, ist die Wirkung der Autorität von Ärzten, Heilern und Therapeuten - von Patienten und von ihnen selbst. Aussagen wie »Das ist nicht heilbar«, »Machen Sie sich keine Sorgen, das schaffen Sie«, »Sie müssen davon ausgehen, dass der Krebs sich ausbreitet« oder »Sie gehören zur Risikogruppe« bohren sich wie Holzwürmer in das Denken, Fühlen und dann in den Lichtkörper. Besonders machtvoll wirken dabei Aussagen, die konkrete Zeitangaben enthalten: »Diese Zahnprothese hält maximal fünf Jahre«, »Sie können in spätestens einem halben Jahr wieder gehen« oder »In maximal zwei Jahren stehen Sie wieder mit dem gleichen Problem da«. Vielleicht tun Sie solche Sätze mit einem Schulterzucken ab oder denken zunächst gar nicht mehr daran ... und entdecken später doch, dass die ärztliche/heilerische »Prophezeiung« - und das ist es ja im Grunde - sich zu verschiedensten Gelegenheiten immer wieder ins Bewusstsein schleicht. Ganz ähnlich verhält es sich mit Wahrsagern und Hellsehern, auch wenn man »nur mal zum Spaß« hingeht.

Sätze, die sich in Ihre Seele eindrücken
(siehe unser Wort »be-eindruckend«), wie
»Das steht unverrückbar in Ihren Sternen«,
»Sie werden nie zu Geld kommen«,
»Dieser Mann wird Sie betrügen«,
»Ihnen ist großes Glück bestimmt«,

sind etwas anderes als ein Späßchen. Man nennt diese Wirkung auch »Self fullfilling Prophecy« (sich selbst erfüllende Prophezeihung).

Halten Sie bei verschiedenen Gelegenheiten einmal inne, und sehen Sie sich den Glaubenssatz an, der gerade in diesem Moment oder jener Situation Ihr Denken, Fühlen und Verhalten bestimmt. Was sind Ihre Überzeugungen zu Weiblichkeit? Was, glauben Sie, ist typisch Mann? Was »macht man einfach nicht«, oder was denken Sie über Geld?
Viele Glaubenssätze sind uns so selbstverständlich und in Fleisch und Blut übergegangen, dass wir sie nicht mehr wahrnehmen. Einer meiner Klienten, Peter, wünscht sich vor der Behandlung einen ausführlichen Gesprächstermin. In diesem Gespräch erzählt er, dass er seit vielen Jahren die verschiedensten Wege der Heilung probiert habe, aber nichts geholfen habe. Er wolle es trotzdem noch einmal mit der Methode, einen Seelenvertrag zu finden, versuchen, aber, so versichert er mir eindringlich, er werde ganz locker an die Sitzung herangehen, denn er erwarte nichts. Dass er nichts erwarte, wiederholt er mehrmals – und gibt mir und sich damit gleich den Schlüssel zur Veränderung in die Hand. Ich schlage Peter vor, dass wir statt seines aktuellen Problems doch vorrangig nach einem Seelenvertrag suchen sollten, dem seine »Ich erwarte nichts«-Haltung entspringt. Wer Hän-

de und Herz nicht zum Empfangen öffnet, kann auch nichts hineingelegt bekommen.

Manche Glaubenssätze tarnen sich so raffiniert, dass wir sie glatt für Tatsachen halten. Das ist vor allem dann der Fall, wenn die Kultur, der Zeitgeist oder die Umgebung gewisse Überzeugungen als allgemeingültig übernommen haben. Deutsche zum Beispiel wurden und werden mit der Überzeugung aufgezogen, dass Eigenlob stinkt, es eine Tugend ist, sein Licht unter den Scheffel zu stellen, und Anerkennung mit Verlegenheit oder Abwehr zu begegnen ist. So ist es oft für Deutsche besonders schwer, positiv mit Selbstwert zu arbeiten, in die eigene Größe zu gehen und frei mit dem strahlenden Licht anderer umzugehen. Meine amerikanischen Bekannten können darüber nur staunen: Sie wachsen damit auf, stolz auf ihr Land, ihre Leistung, ihre Fähigkeiten und sich selbst zu sein. Im Land der unbegrenzten Möglichkeiten gilt nicht der deutsche Volksgut-Glaubenssatz »Wer hoch hinaus will, fällt tief«, sondern »Alles ist möglich - just do it« oder auf neu-amerikanisch: »Yes, we can«.

Die Kategorie »Flüche« möchte ich hier bei den Glaubenssätzen erwähnen - denn die meisten Verwünschungen, die mir bei meiner Arbeit begegnet sind, wurden nur dadurch wahr, dass man an sie geglaubt hat. Erben von Familienflüchen zum Beispiel entdecken bei der schamanischen Behandlung häufig, dass der oder die Ahnin, die den Fluch weitergegeben hat, zwar Verursacher(in) der Verwünschung war, die eigentliche Wirkung aber erst durch den Glauben daran geschaffen wurde. Meist geschahen diese Verwünschungen durch große Ungerechtigkeiten und Leid, das jemandem angetan wurde. Gerade im Mittelalter war der Aberglaube weit verbreitet, und alles, was dem

grausamen Peiniger, seiner Familie oder seinen Nachkommen an Negativem zustieß, wurde von der Umgebung dem Fluch zugeschrieben – und so gewannen Verwünschungen von Mal zu Mal, von Generation zu Generation mehr Kraft.
Doch es gibt auch Verwünschungen, die unmittelbar wirken – und zwar meist dann, wenn der Verfluchte insgeheim der Meinung ist, dass das, was er/sie getan/unterlassen hat, Unrecht war. Etwas verkürzt könnte man sagen, dass das schlechte Gewissen ein fruchtbarer Boden ist, auf den eine Verwünschung fällt.

Marks Frau stammt aus Westafrika. Dass ihre Großmutter eine berühmte »Mamaloi«, eine Voodoo-Priesterin, ist, findet Mark belustigend und irgendwie exotisch. Die Ehe wird durch Marks fortlaufende Büroaffären zerstört. Zutiefst verletzt schleudert ihm seine afrikanische Ehefrau beim finalen großen Streit die Verwünschung seiner Männlichkeit entgegen. Tatsächlich kommt Mark wegen seiner Potenzprobleme zu mir, die medizinisch nicht erklärt werden können. Und ja, ich finde den Fluch seiner Ehefrau in seinem Lichtkörper und zwar, wie mir Mark hinterher sagt, wortwörtlich so, wie sie ihn ausgesprochen hat. Dieser Fluch besteht nicht aus irgendwelchen schwarzmagischen Voodooformeln. Es sind Worte, die aus tiefster Verletztheit heraus und Wut – leider – von allen möglichen Ehepartnern auf der Welt in solchen Streitsituationen benutzt werden, ohne dass die Beteiligten einen konkreten Abdruck im Lichtkörper davontragen. Dass sich der Fluch in Marks Lichtkörper eindrückt, geschieht aus drei Gründen: Erstens ist Mark völlig klar, dass er seiner Frau großen Schmerz zugefügt und die Beziehung zerstört hat. Die Mischung aus Scham, Schuld und schlechtem Gewissen lassen die Lichtkörpermembran stellenweise sehr dünn werden. Zweitens hat der Ehekrieg bewirkt, dass er seiner Frau inzwischen alles Schlechte zutraut und zudem auch unbewusst will, dass nicht nur er der Bösewicht und Schuldige in dem Drama ist, sondern auch sie. Und drittens gräbt sein Bewusstsein nun doch wieder die Voodoo-Großmutter aus und die Bedenken, ob da nicht mehr dran ist als gedacht ...

Eine andere Klientin kommt zu mir, weil alles, was sie unternimmt, ins Leere läuft. Sowohl privat als auch beruflich sieht es immer erst richtig gut aus, um dann zu scheitern. Ich finde einen ererbten Vertrag von ihrem Ahnen, einem Großgrundbesitzer. Der war als Trinker und Leuteschinder bekannt. Er ließ sogar seine Kutsche bisweilen von Menschen statt Pferden ziehen. Bei einer solchen »Vergnügungsfahrt« peitschte er den halbwüchsigen Sohn einer seiner Feldarbeiterinnen zu Tode. Der Großgrundbesitzer war schon ziemlich betrunken, als ihn die vor Schmerz rasende Mutter aufsuchte und ihren Fluch entgegenschrie: Nichts mehr, was er in seinem Leben sät, solle für ihn Frucht bringen. Sein Same, seine Hände und sein Leben sollen für immer leer bleiben.

Denken Sie jetzt mit einem doch etwas flauen Gefühl im Magen, dass dann ja jeder, der sich von Ihnen irgendwie gekränkt oder verletzt fühlt, demnächst an Ihrer Haustür klingeln und Ihnen einfach ein paar saftige Verwünschungen in den Lichtkörper drücken kann? So funktioniert das natürlich nicht. Auch wenn jenen Großgrundbesitzer kein schlechtes Gewissen drückte, das den Lichtkörper durchlässig machte, so spielte doch ein anderer entscheidender Faktor eine Rolle: das Zusammenkommen von Alkohol und Angst. Nicht rituell kontrollierte Betrunkenheit beeinträchtigt die natürlichen Schutzmechanismen im Lichtkörper. Mit einem »zerfledderten« Lichtkörper tat der grausige Anblick der Frau mit den aufgelösten Haaren, die der Sturm um das leichenblasse, wie im Wahnsinn verzerrte Gesicht wehte, die lodern-

den Augen und die Stimme wie brennendes Eis ein Übriges. Er löste nämlich starke Angstgefühle aus. Intensive Gefühle wie Angst zusammen mit der aufweichenden Wirkung von Alkohol/Drogen sind neben Traumata die stärksten Türöffner für Abdrücke im Lichtkörper.
Und der Ahnherr meiner Klientin setzte noch einen oben drauf: Er erschoss die Frau, und voller Grauen betrank er sich anschließend bis zur Besinnungslosigkeit, um den Anblick und die Worte zu vergessen. Natürlich war das Gegenteil der Fall: Er dachte seit diesem Zeitpunkt fast unaufhörlich daran und gab damit dem Abdruck beständig mehr Macht. Den Fluch hat er zusammen mit seinen auffallenden moosgrünen Augen vererbt – bis an seine Ur-Ur-Ur-Urenkelin, die sich nicht erklären kann, warum ihr nichts im Leben gelingt.

Vererbte Familienverträge: vom Erbgut zum Erbschlecht

Seele und Körper gehören zusammen und bilden eine Einheit, also Ganzheit. Darum vererben sich nicht nur körperliche Merkmale, wie die Nase des Vaters, die Figur der Großmutter oder die guten oder auch die schlechten Zähne der Vorfahren. Auch die Seele gibt Anteile über Generationen weiter: vorteilhafte Talente und Fähigkeiten wie Musikalität, Geschäftssinn, Hellsichtigkeit oder einen grünen Daumen, aber natürlich ebenso wie bei den körperlichen Erbschaften auch Belastungen, Verletzungen und Einschränkungen, wie zum Beispiel die Anlage zu Suchtverhalten, Jähzorn, Depressionen, oder die Neigung, Macht zu missbrauchen bzw. sich missbrauchen zu lassen. Viele dieser seelischen Probleme und einschränkenden Verhaltensmuster, die innerhalb einer Familie oder innerhalb der Männer- oder Frauenlinie immer wie-

der auftauchen, haben ihren Ursprung in einem Seelenvertrag, der in der Vergangenheit von einem Vorfahren/einer Ahnin geschlossen wurde. Manche dieser Seelenverträge zeigen sich in jeder einzelnen Generation so deutlich, dass jeder die »Seelenverwandtschaft« im Sinne von »Wie der Vater, so der Sohn« klar erkennt, manchmal aber so individuell, dass die Betroffenen es gar nicht bemerken:
Dominiks Eltern sind geschieden, seit er fünf Jahre alt ist. Er ist bei seiner Mutter aufgewachsen und hat ungern Kontakt zu seinem Vater, der inzwischen mit seiner dritten Ehefrau einen fünften Halbbruder gezeugt hat. Dominik hat sich zu der Zeit, als er die ersten romantischen Kontakte zu Mädchen geknüpft hat, fest vorgenommen, anders zu werden, als sein Vater, den er für unfähig hält, eine lebenslange Ehe zu führen. So legt er in seinem Liebesleben großen Wert darauf, sich nicht einfach in eine Beziehung zu stürzen, sondern »die Eine« zu suchen, mit der er für immer zusammenbleibt - so wie sein Großvater, der schon seit über 30 Jahren mit der Oma verheiratet ist. Dominik wird älter, konzentriert sich auf seine berufliche Laufbahn und leidet so sehr unter seiner Einsamkeit, denn er sucht immer noch ... Zumindest ist er das Gegenteil von seinem Vater, denkt er jedes Mal, wenn zu Weihnachten diverse Postkarten seiner verschiedenen Halbgeschwister ins Haus flattern. Darum fällt er auch aus allen Wolken, als er beim Kaffeetrinken bei seiner Mutter über seine Ansichten zu Partnerschaft und Ehe redet. Sie sieht ihn nämlich seufzend an und sagt bitter: »Genau das hat mir dein Vater auch immer gesagt - als er mich gebeten hat, ihn zu heiraten und später, als er gegangen ist: Dass er immer nur ›Die Eine‹ finden wollte. Und im Übrigen, Dominik, hoffe ich inständig, dass du in puncto Frauen nicht wirst wie dein Großvater. Der ist doch nur bei der Oma geblieben, weil Scheidung für beide nicht in Frage kam. Dafür hat er alle paar Jahre eine andere nebenbei gehabt. Und

jedes Mal hat er gesagt, die sei einfach sein Lebensglück und er könne ohne diese Frau nicht sein, die Oma müsse verstehen ...« Dominik ist völlig schockiert, weil er blitzartig versteht, dass er, sein Vater und sein Großvater dem gleichen Lebensideal nachgejagt sind, aber auf ganz verschiedene Weise. Bei unserer gemeinsamen schamanischen Arbeit bestätigt sich dies: Dominik trug den über Generationen ererbten Seelenvertrag »Nur mit der richtigen Frau verwandelt sich mein Leben in Gold«, den jeder der Männer anders gelebt hat. Doch alle hat der Vertrag dazu gebracht, die Verantwortung und Macht über das eigene Lebensglück vollständig an eine Frau abzugeben – und sobald etwas in ihrem Leben auftauchte, das nicht »Gold« war, konnte die derzeitige Frau nicht die richtige sein bzw. war nie die richtige zu finden. Dominik löst den Vertrag auf der Seelenebene vollständig und endgültig auf und entscheidet sich, ab jetzt einem neuen Leitstern zu folgen: »Mein Glück liegt ganz in meinen Händen, und ich folge der Stimme meines Herzens«.

Andere Seelenverträge überspringen – wie körperliches Erbgut auch – manchmal eine oder zwei Generationen. Jeanette ist eine moderne und starke Frau, die mit beiden Beinen im Leben steht. Doch seit der Geburt ihrer beiden Kinder leidet sie unter extremen Schuldgefühlen, wenn sie einen Babysitter engagiert oder mit einer Freundin telefoniert. Sie wacht eigentlich jede Minute mit Argusaugen über die Töchter, und sogar nachts fällt es ihr immer schwerer, Ruhe zu finden und nicht ständig nach den Mädchen zu sehen. Es ist ihr selbst unerklärlich. Ich frage sie vor der Behandlung, ob sie denn sagen könne, um welche Schuld es sich da handelt. Jeanette spürt kurz in sich hinein und sagt dann spontan: »Dass sie sterben. Ich wäre schuld, wenn sie sterben.«

In ihrem Lichtkörper finde ich das Bild einer Mutter, Jeanettes Urgroßmutter, die wie erstarrt vor dem toten Körper ihres jüngsten Kindes steht. Sie war nur kurz draußen gewesen, um nach der kalbenden Kuh zu sehen, da war der Unfall passiert. Sie gibt sich die Schuld, und in ihren Lichtkörper webt sich folgender Vertrag: »Nur, wenn ich immer aufpasse, sind meine Kinder sicher«. Dieser Seelenvertrag wird als Erbgut bzw. Erbschlecht erst wieder drei Generationen später aktiv. Jeanette fragt daraufhin ihre Großmutter, ob sie von so einer Begebenheit bei ihrer Mutter wisse, und die Großmutter bestätigt das verblüfft und kann die Geschichte noch mit einigen Details ergänzen.

Auch Jeanette löst und verwandelt ihren Vertrag und tut damit noch viel mehr, als sich selbst von einer eisernen Lebensfessel zu befreien. Mit der Auflösung löscht sie den Vertrag auch für ihre Kinder oder künftigen Nachkommen als Erbe.
Ähnlich wie beim systemischen Familienstellen wirkt hier die Heilung weit über die eigene Person hinaus. Energetisch verbunden wird »der rote Faden« des vererbten Seelenvertrages, der sich durch die Generationen zieht, von demjenigen, der ihn löst, abgeschnitten. Und wie bei einer durchtrennten Pflanzenwurzel werden die Fadenenden, die zu Kindern, Enkeln, aber auch Geschwistern laufen, nicht mehr mit Lebenskraft versorgt und vertrocknen. Jeder, der einen Familienvertrag bei sich selbst in die Heilung bringt, heilt für andere Familienmitglieder mit.

Es lohnt sich aber natürlich auch, Ausschau nach den stärkenden Seelenverträgen zu halten, die innerhalb der Familie wirken, und sich ganz bewusst an diese anzubinden. Adelsgeschlechter machten davon früher sehr klugen Gebrauch, und ihre stärkenden Familien-Glaubenssätze waren in den Wappen, über Burgtoren und auf Fahnen zu lesen. So lautet zum Beispiel der Wahlspruch derer von Carlowitz »Der Tapferkeit ist kein Weg ungangbar (Invia virtuti nulla est via)«.

Leider fallen uns gemeinhin negative Glaubenssätze in der Familie eher auf als positive. Darum finden Sie hier einige unterstützende Impulse zur Überprüfung:

Wie begegnet/n man/die Frauen/die Männer in Ihrer Familie einer Krisensituation?
Beispiele:
»Gemeinsam schaffen wir das!«,
»Wir können auf Gott vertrauen«,
»Es findet sich immer eine Lösung«,
»Erst mal darüber schlafen«.

Welche Stärken von Frauen werden in Ihrer Familie wertgeschätzt?
Beispiele:
»Frauen sind wie Unkraut: Sie vergehen nicht«,
»Frauen machen ein Haus erst zum Heim«,
»Frauen sind Trägerinnen von Schönheit und Spiritualität«,
»Frauen sind toll«,
»Wir Frauen halten zusammen«.

Welche Stärken von Männern werden geachtet?
»Männer sind etwas Besonderes«,
»Männer sind mutig und stark«,
»Männer sind intelligent und geschäftstüchtig«,

»Männlichkeit ist gut«,
»Männer sind Hüter und Beschützer«.

Gibt es in Ihrer Familie positive Überzeugungen zum Thema Geld und Materielles?
Beispiele:
»Geld ist nicht alles«,
»Geld stinkt nicht«,
»Spare in der Zeit, dann hast du in der Not«,
»Für uns ist gesorgt«.

Welche positiven Glaubenssätze finden Sie in Ihrer Familie zum Thema Leistung/Arbeit?
Beispiele:
»Wir arbeiten, um zu leben, und leben nicht, um zu arbeiten«,
»Wir sind fleißige Leute«,
»Uns fliegt alles zu«,
»Arbeit muss Freude machen«,
»Arbeit adelt«.

Haben Sie eine stärkende Überzeugung gefunden, die in Ihrer Familie bzw. in der Frauenlinie oder der Männerlinie Ihrer Familie vorherrscht, merken aber, dass Sie sich ihr nicht anschließen können? Wunderbar! Denn dann haben Sie wahrscheinlich einen segensreichen Wegweiser zu einem blockierenden Seelenvertrag in Ihrem Lichtkörper gefunden und können diesen verwandeln. Manchmal versteckt sich die positive Kraft eines Familien-Leitspruchs auch hinter einem negativen Ausleben. Das bedeutet, dass Sie vielleicht mit dem Leitsatz »Spare in der Zeit, dann hast du in der Not« in Ihrer Familie eine

Sparsamkeit erlebt haben, deren Ausgeprägtheit bis hin zur Knausrigkeit Sie manchmal sogar beschämt und genervt haben mag. Dann prüfen Sie noch etwas genauer, ob diese übergroße Sparsamkeit Ihren Eltern oder Großeltern in deren Leben genützt und sich für sie als dienlich erwiesen hat. Wenn ja, dann ist diese Überzeugung in ihrer Grundqualität, nämlich besonnener Umgang mit Geld, etwas, was Sie – angepasst an Ihre individuelle Lebenssituation – durchaus positiv für sich nutzen können.

Einer meiner langjährigen Klienten, Wolfgang, kommt zu mir, weil sein Großvater im Sterben liegt. Von seiner persönlichen und spirituellen Entwicklung her ist es Wolfgang ein Anliegen, auf der Seelenebene Verzeihung möglich zu machen, denn auf der Alltagsebene kann er es dem Großvater nicht vergeben, dass dieser unerschütterlich zu seiner Nazi-Vergangenheit steht. Doch welchen Weg auch immer wir versuchen, Wolfgang kann nicht über seinen Schatten springen. Schließlich bricht er ab und sagt: »Auch wenn mich jetzt alle meine Geschwister für ein Arschloch halten und du nie mehr mit mir arbeiten willst, ich bleibe dabei: So ein Nazi verdient keine Vergebung!« Wolfgang hat Tränen in den Augen, und ich weiß, wie viel ihm die Harmonie in der Familie und die Arbeit mit mir bedeutet – aber er steht mutig trotz allem zu seiner Überzeugung ... Und dann ist es da, das Verbindungsglied zum Großvater, das sein Verstehen ermöglicht: So wie der Großvater zu seiner Vergangenheit steht, so steht Wolfgang zu seinen eigenen Lebenswerten: mit der gleichen Geradlinigkeit und dem Mut, die eigene Meinung zu verteidigen – egal, was andere sagen. Ein Erbstück von seinem Großvater, das er nie als solches erkannt hat, auf das er aber immer besonders stolz gewesen ist. Das heißt nicht, dass er die Taten und das Verhalten seines Nazi-Großvaters plötzlich in Ordnung findet oder dies das Ziel sein soll. Doch er findet erstmals etwas an seinem Großvater, was er wertschätzen kann: dessen Vermächtnis dieser Art Mut an ihn, Wolfgang. Er begreift, dass die gemeinsame Fähigkeit zu dieser Art Mut etwas Gutes ist, sein Großvater diese jedoch negativ benutzt hat. Jeder kann die gleichen Karten eben anders ausspielen ...

Im Gegensatz zu vererbten körperlichen Merkmalen jedoch - sei es eine Kartoffelnase, krumme Beine, sehr kleiner oder großer Wuchs - haben fesselnde Erbverträge einen großen Vorteil: Man kann sie verändern[2]!

Fassen wir noch einmal zusammen:

- Negative Seelenverträge sind Tauschgeschäfte, die wir unter seelischem Druck oder Schock für Sicherheit, Überleben und Schmerzbewältigung abschließen.
- Vertragspartner sind immer nur wir selbst.
- Seelenverträge werden im Lichtkörper gespeichert und sind vererbbar.
- Varianten von Seelenverträgen sind Schwüre, Flüche und Glaubenssätze.
- Seelenverträge können aufgelöst bzw. verwandelt werden.
- Die Lösung von Seelenverträgen wirkt gleichzeitig auch für Nachkommen und andere betroffene Familienmitglieder.

2 *Noch ist mir keine Methode bekannt, mit der man körperliche Kernmerkmale ohne invasiven chirurgischen Eingriff verändern kann. Das heißt jedoch nicht, dass dies prinzipiell nicht möglich wäre.*

Ein hoher Preis: der Verlust von Seelenanteilen

Allein die zwingende Bindung an ein Verhalten, eine Weltsicht und ein Welterleben durch einen Seelenvertrag wäre eigentlich schon Bürde genug. Doch mit Seelenverträgen geht meist noch ein weiteres folgenreiches Geschehen einher: der Verlust eines Seelenanteils.
Wenn ein Vertrag in einer Schocksituation oder unter dem Druck eines schlimmen Erlebnisses gemacht wird, spaltet sich oft derjenige Anteil der Seele ab, der in diesem Moment als gefährlich oder gefährdet gesehen wird. Eine Frau, die vergewaltigt wird und von ihrem Peiniger Worte hört wie »Eine wie du braucht das doch, das sieht man dir doch an«, wird eventuell den Teil ihrer Seelenenergie abspalten, der ihre Freude an Lust und Weiblichkeit trägt. Und das kann auf drei Arten bzw. aus drei Gründen geschehen:

1. Wenn für die Frau in diesem Moment die Meinung vorherrscht, dass nie wieder jemand ihre Sexualität missbrauchen und verletzen darf, wird in ihr eine Notfall-Sofortmaßnahme aktiv, und der Lust und Sexualität tragende Seelenanteil wird umgehend abgespalten und in Sicherheit gebracht. Schamanen nennen den Bereich, in dem sich unter anderem solche »Sicherheitskammern« befinden, die »Unterwelt«. Das hat nichts mit Vorstellungen von Hölle oder einem dunklen griechischen Totenreich zu tun. Die Unterwelt ist mehr wie unser Begriff vom Unterbewusstsein zu verstehen, also ein Ort, auf den weder unser Alltags-Sein, noch andere Personen einfach Zugriff haben, sondern an dem Erinnerungen, Gefühle, Seelenanteile und Wissen gut behütet und oft auch gut versteckt aufbewahrt werden.

2. Ist zu der Zeit der traumatischen Erfahrung in der Frau der Gedanke vorherrschend, dass ihr ihre Weiblichkeit und Sinnlichkeit dieses Leid »eingebrockt« haben, fährt ebenfalls dieses Notfall-Schutzprogramm hoch, aber diesmal trennt sie den Seelenanteil, der ihre weibliche Sexualenergie trägt, von sich ab, mit dem Ziel, dass dieser gefährliche Aspekt ihrer selbst sie nie wieder in Gefahr bringen möge.
Bei beiden Wegen ist das Ergebnis erst einmal das Gleiche: Ein Stück des Seelenpotenzials fehlt und steht im und für das Leben nicht mehr zur Verfügung. Beide Frauen werden also ihre Lust und Freude an weiblicher Sexualität nur noch sehr bedingt oder gar nicht leben können.

Der Unterschied zwischen den beiden Wegen liegt jedoch vor allem in der Rückkehr und dem Wiederverschmelzen mit diesem Seelenanteil. Ein aus Liebe in Sicherheit gebrachter Seeelenanteil wartet nur darauf, dass die Wunden geheilt sind und Zeit und Umstände es ermöglichen, dass er wieder seinen Platz einnehmen kann. So wird hier die Frau gezielt (und unbewusst) Situationen und Menschen suchen, die ihr durch liebenden und ehrenden Umgang mit ihrer Weiblichkeit bei der Heilung der Wunde helfen und Mut zur Rückkehr des Seelenanteiles geben. Eine Ganzwerdung ist also viel leichter und findet häufig auch ohne gesonderte Unterstützung oder Maßnahme statt.

Bei einem Seelenanteil, der als Gefahr angesehen und deshalb außer Lebensreichweite gebracht wurde, liegen die Dinge weit schwieriger. Die Schutzmechanismen werden alles daran setzen, den vermeintlich gefährlichen Seelenanteil unter Verschluss zu halten und Situationen zu meiden, die ihn befreien oder hervorlocken könnten. Dies bewirkt, dass die wunderbare weibliche Sexualenergie nicht nur nicht gelebt werden kann, sondern auch immer wieder (unterbewusst) Situationen und Menschen angezogen werden, die der Frau bestätigen, dass es gut und wichtig ist, den Seelenanteil in seinem Versteck oder Verlies zu belassen. Hier braucht es gezielte Hilfe, doch ist es für diese Frau weit schwieriger, dies zu erkennen und zuzulassen, denn sie muss dabei gegen den eigenen Schutzmechanismus kämpfen.

3. Die dritte Variante des akuten Verlusts von Seelenanteilen ist die Erstarrung. Kennen Sie das, dass eine Nachricht, ein Problem oder eine Schrecksituation Sie in eine Art Starre oder Lähmung versetzt? In dem Moment kann man nicht klar denken oder handeln. Engländer pflegen diesen Zustand erst mal mit einer Tasse starken Tees zu behandeln, in vielen anderen Ländern gibt es einen Schnaps, und eine Yoga begeisterte Freundin von mir macht dann immer den »Baum«[3]. Das seelische Notfallprogramm hat für diesen Fall ebenfalls eine eigene, effektive Methode: Die gesamte Erstarrungsenergie wird in einen kleinen Teil der Seele geleitet, dort zusammengeballt, und dieser Teil wird dann abgeworfen. Wie bei einer Eidechse, die ihren Schwanz abwirft, wenn man sie fangen will, ermöglicht diese Vorgehensweise, dass nicht die ganze Seele erstarrt der Situation ausgesetzt bleibt, sondern wieder handeln kann, zum Beispiel sich schützen oder geeignete Gegenmaßnahmen treffen. Dieser abgeworfene Seelenteil, der »Eidechsenschwanz«, verbleibt jedoch an diesem Ort und in dieser Zeit, während der Rest der Seele auf der Zeitlinie schon längst weitergegangen ist. Auch hier stehen dem betroffenen Menschen in seinem weiteren Leben nicht mehr seine volle Lebensenergie und sein volles Seelenpotenzial zur Verfügung. Um den Seelenteil wieder zurückzuholen, gilt es, in der Zeit zurückzureisen an den Ort des Geschehens, den

3 Die Yogaposition »Vrikshasana«bewirkt inneres Gleichgewicht und Stabilität.

Seelenanteil aus der Erstarrung zu lösen und an seinen eigentlichen Platz zurückzubringen.

Die Wiedervereinigung mit einem verlorenen Seelenanteil ist etwas sehr Intimes und Berührendes. Ein Teil von uns selbst wird wieder lebendig, darf wieder leben und lässt uns in dem Moment spüren, was Ganzheit und Heilsein bedeutet.

Doch damit ein Seelenanteil wieder zurückkommen kann, muss vorher meist erst der Seelenvertrag gelöst werden. Mit einem amtierenden Seelenvertrag, der lustvolle Sexualität ausschließt, hat ein Seelenanteil, der die sinnliche Energie und die Freude am Erschaffen hält, keinen Platz. Ein verlorener Seelenanteil in Gestalt eines Königs kann nicht regieren, wenn der zugehörige Mensch nach einem Vertrag lebt, der ihm aufzwingt, Diener oder unsichtbar zu sein. Darum ist es wichtig, zuerst den fesselnden Seelenvertrag zu lösen und dann erst den Seelenanteil wieder zu sich zu nehmen.

Das Lösen von Seelenverträgen

Um einen Seelenvertrag lösen zu können, muss man ihn erst einmal finden. Manche Seelenverträge – vor allem Glaubenssätze über sich selbst, die Welt und das Leben – sind Ihnen vielleicht schon lange klar oder beim Lesen der vorhergehenden bzw. nachfolgenden Kapitel richtig bewusst geworden. Wenn es solche Verträge gibt, die Sie bereits kennen, unterbrechen Sie die Lektüre am besten und notieren den oder die Sätze auf ein Stück Papier. Das direkte Aufschreiben empfiehlt sich, weil Seelenverträge, die sonst eher ruhen oder unangetastet bleiben, »Fluchtverhalten« zeigen. Das bedeutet, Sie »vergessen« später, den Vertrag aufzuschreiben, oder der Glaubenssatz, der Ihnen an dieser Stelle aufgefallen ist, verschwindet durch all die neuen Eindrücke und Informationen während des Weiterlesens sicher und erleichtert wieder in gewohnter Versenkung.

Eine andere Möglichkeit, Seelenfesseln auf die Schliche zu kommen, ist bewusste Achtsamkeit im Alltag, wo sich Überzeugungen oder Urteile über sich oder andere mit emotionaler Aufladung zeigen. Sie sehen zum Beispiel einen Fernsehfilm mit einem romantischen Liebes-Happy-End, und plötzlich steigen Ihnen Tränen in die Augen, und der Gedanke formt sich »Für mich wird es das nie geben«. Oder Sie stoßen beim Lesen der Tageszeitung auf einen Bericht über einen vielfachen Heiratsschwindler und denken »Typisch Mann!«. – Gehen Sie den Gedanken nach, und fragen Sie sich, was das »Typische« konkret ist. Damit finden Sie einen Ihrer Glaubenssätze in Bezug auf Männer. Wenn Sie die dahinterstehende Überzeugung gefunden haben (zum Beispiel »Männer lügen und betrügen«), prüfen Sie, was diese Überzeugung mit Ihrem Leben und vor allem mit Ihren Beziehungen zu einem Mann macht. Lohnt es sich für Sie, diese innere Wahrheit/Wirklichkeit zu verwandeln? Dann schreiben Sie sie auf und behandeln sie wie in den folgenden Kapiteln beschrieben. Stellen Sie jedoch fest, dass die Auswirkungen für Sie eher unerheblich sind, ist es einfach gut, dass Sie sich nun Ihrer inneren Haltung dazu bewusst sind, und Sie setzen damit einen geistigen Haken hinter das Thema.
Familienzusammenkünfte sind ebenfalls ein fruchtbares Feld für Ihre »Fallstudien«: Zum Beispiel der Geburtstag des Vaters. Die ganze Familie hat sich für das Fest unendlich viel Mühe gegeben, aber Ihre Schwester toppt alle: Sie hat ihre ganze Band als Überraschung an-

geschleppt und spielt ein eigens für den Vater komponiertes Lied. In Ihnen steigt Wut, Bitterkeit oder Resignation auf, die sagt: »Und wie immer ist sie der Star«.
Sehen Sie sich an, was für eine Überzeugung dahintersteht, und welche Fessel Ihr Licht in den Schatten der Schwester stellt, und schon sind Sie auf halbem Weg zur Veränderung Ihres Lebens, Ihres Seins, Ihrer Realität. Das nächste Familienfest darf dann vielleicht schon Platz für zwei leuchtende Sterne haben ...

Viele Seelenverträge jedoch sind so tief in uns und den Tiefen der Zeit verborgen, dass wir nicht einmal ahnen, dass uns etwas und was uns »fremdsteuert«. Indigene Völker rund um den Globus beauftragen in solchen Fällen ihren ausgewiesenen Fachmann bzw. ihre Fachfrau für das Reisen in die anderen Welten: die Schamanin oder den Schamanen. Auch heute gibt es noch und zunehmend wieder den Beruf des Schamanen (ja, es ist ein Beruf und keine Religion). Im besten Falle ist es auch nicht Beruf, sondern Berufung, und der- oder diejenige ist besonders befähigt, sich zwischen den Welten zu bewegen, Energieformen wahrzunehmen und mit den feinstofflichen Wesen zu kommunizieren. Doch wir leben in einer neuen Zeit, in einer Zeit, in der uns nicht große geistige Lehrer oder verkörperte Göttlichkeit geschickt werden, um uns anzuleiten und zu führen. In der neuen Zeit liegt es an und in uns, zu heilen und Heil zu leben, unser Licht ganz und in allen Farben leuchten zu lassen - jeder für sich selbst und damit für alle anderen. Wie »Little Grandmother« Kiesha Crowther so treffend sagte: »Wir sind die, auf die wir gewartet haben«. Die Fähigkeit, den Schleier zwischen den Welten zu durchdringen und als Lichtwesen unter Lichtwesen zu handeln, ist uns allen angeboren. Natürlich ist nicht jeder von Natur aus ein Sternekoch oder eine Primaballerina, aber schmackhaft kochen und seelenberührend tanzen kann jeder – vorausgesetzt, er kennt die Werkzeuge und Wege dazu. Da Sie also in Ihrem Seelenpotenzial auch die Schamanin und den Schamanen tragen, und die Kraft zur Selbstheilung Ihr göttliches Erbe ist, stelle ich Ihnen hier Werkzeuge und Wege vor, Ihre Seelenverträge zu finden, zu lösen und Ihre verlorenen Seelenanteile zurückzuholen. Dennoch braucht schamanisches Reisen, wie Kochen und Tanzen auch, meist ein wenig Übung, bevor ein zufriedenstellendes Ergebnis herauskommt. Deshalb kann es hilfreich sein, eine Freundin, den Partner oder eine andere Vertrauensperson zu bitten, Sie mit den Anleitungen durch die Reisen zu führen. Zusätzlich kommt es immer wieder vor – auch bei geübten und sehr erfahrenen Schamanen –, dass der gesuchte Seelenvertrag so tief verborgen ist und der Schutzmechanismus so stark, dass man selbst es nicht schafft, bis dorthin vorzudringen. Dann ist der Gang zu einer Schamanin/einem Heiler Ihres Vertrauens der beste und kürzeste Weg zum Ziel. Eine Klientin kam einmal zu einer Channeling-Sitzung zu mir und fragte, warum wir denn überhaupt zu Helfern und Heilern gehen müssten, wenn wir doch alle das Vermögen dazu hätten, uns selbst zu helfen. Die Antwort der Geistigen Welt war aufschlussreich: »Weil es für euch immer noch wichtig ist, die gegenseitige Verbindung zu spüren, die Schönheit des liebevollen Dienstes am anderen. Wenn Ihr alles selbst könntet, würdet Ihr euch – zum jetzigen Zeitpunkt – viel mehr voneinander abschneiden.«

Ob ganz selbstständig, mit einer anderen Person als »Reiseleiter« oder einem erfahrenen Schamanen: Die Suche nach Seelenverträgen ist ein Abenteuer, eine Schatzsuche, die Ihr Leben reicher, fließender und freier macht.

Den Seelenvertrag finden

In Kulturen rund um den Erdball findet sich die mythologische Kosmologie der drei Welten: ***Oberwelt - Mittlere Welt - Unterwelt.***

Die Oberwelt ist die Welt des göttlichen Lichts, der wahren Bestimmung und der Schöpferkraft. Hier finden sich Engel, leuchtende Wesen und die Seelen der Verstorbenen. Der Weltenbaum repräsentiert auch die lineare Zeit, und die Oberwelt korrespondiert mit der Zeit »Zukunft«.

Die Mittlere Welt ist unsere Erde. Sie entspricht der Gegenwart und unserem Alltagsbewusstsein.

Die Unterwelt ist eine Art Schatzkammer. Alles, was verborgen, gut geschützt und sicher sein soll, hat hier seinen Platz - auch Schatten, Verletzungen und verlorene Seelenanteile. Die Unterwelt ist aber auch Hort von magischen Kraftquellen, von Seelenhelfern und Krafttieren. Sie repräsentiert als Zeitraum die Vergangenheit.

Alle drei Welten sind durch den großen Weltenbaum als »axis mundi«, als Weltachse, verbunden. Seine Wurzeln führen in die Unterwelt, seine Krone berührt und stützt die Oberwelt, und sein Stamm verbindet die Mittlere Welt mit den beiden anderen. Auch heute noch gelten Bäume als Vermittler zwischen Himmels- und Erdenergie. Nicht zuletzt deshalb haben wir zu Bäumen oft eine besondere Beziehung, und sie spielen in der energetischen Heilkunde und der Naturheilkunde unter anderem durch diese »Brückenfunktion« eine große Rolle. Es ist dieser Weltenbaum - Yggdrasil bei den Germanen, Asvattha-Baum bei den Indern, Baum der Hesperiden in Griechenland, Kabbala für die Hebräer, Austras koks in Lettland, Wacah-Chan der Maya, Heiliger

Baum von Eridu der Sumerer und Simurgh bei den Persern –, den Schamanen wie eine Leiter oder einen Lift benutzen, um in die anderen Welten zu reisen[4].
Und auch Sie können diesen über Zehntausende von Jahren weitergegebenen »Schamanenlift« benutzen, um Ihre Seelenverträge zu finden. Seelenverträge sind meistens – wie Seelenanteile auch – in den bergenden Tiefen der Unterwelt zu finden. Nun ist eine Schamanenreise keineswegs eine sogenannte Fantasie- oder Traumreise, in der Ihr Kopf, Ihre Vorstellung die Dinge formt, bestimmt und kontrolliert. Bei einer Fantasiereise würden Sie sich vorstellen, wie Sie in die Unterwelt gehen, vor Ihrem inneren Auge zum Beispiel eine Wiese entstehen lassen mit einem Tisch, auf dem die Pergamentrolle mit Ihrem Seelenvertrag liegt. Wenn Sie nun im nächsten Schritt visualisieren, was auf dem Pergament steht, werden Sie dort Worte oder Gedanken entstehen lassen, die innerhalb Ihres Vorstellungsvermögens, Ihrer Wissens- und Erfahrungssdatenbank existieren. Das heißt, Sie bleiben normalerweise trotz Entspannungszustand oder leichter Trance in den Grenzen der Mittleren Welt[5].
Bei einer Schamanenreise betreten Sie jedoch eine andere Wirklichkeit, eine andere energetische Ebene, kurz: eine andere Welt.

Das Entscheidende, was Sie aus den Grenzen der Mittleren Welt und aus der Fantasievorstellung heraus in eine andere Wirklichkeit eintreten lässt, ist Ihre Absicht, das zu tun. Ihr Lichtkörper reagiert

4 *Bei manchen Völkern wird die Weltenachse auch als Fluss oder Berg dargestellt.*

5 *Fantasiereisen sind wertvolle Werkzeuge der Veränderungsarbeit der Psyche.*

ebenso gedankenschnell auf Ihre Wünsche wie Ihr physischer Körper. Was Ihre Hand dazu bringt, sich zu einer Faust zu ballen, ist Ihr Befehl, den Sie aussenden. Genauso ist es mit Ihrem energetischen Körper und Ihrem Geist: Er folgt der Absicht, die Sie aussenden. Wenn Sie sich also bei Ihrem Reiseantritt klar darauf ausrichten, in die Unterwelt zu reisen, haben Sie sozusagen Ihr energetisches Navigationsprogramm programmiert und nehmen so automatisch den Pfad, der Sie genau dorthin leitet.

Diese andere Welt, in die Sie eintreten, ist nicht nur mit eigenen Bewohnern, Regeln und Möglichkeiten ausgestattet, sondern auch mit einer Fülle an Landschaften, Wegen, Zugängen und Behausungen. Wenn Sie also auf eine echte Schamanenreise gehen, ist es ungefähr so, als ob Sie eine Reise in ein unbekanntes Land unternähmen. Ohne eine Ahnung, wohin Sie sich wenden sollen, wo Sie das Gesuchte finden, wie Sie dort mit Herausforderungen umgehen und welches Verhalten wann angemessen ist, kann es überaus schwierig, sehr langwierig oder auch unmöglich sein, ans Ziel zu gelangen. Stellen Sie sich vor, Sie betreten die Unterwelt und suchen den Aufbewahrungsort der Seelenverträge. Je nachdem, wie Ihre Unterwelt beschaffen ist, kann es sein, dass Sie sich umschauen und viele lockende Eingänge sehen: links einen Baum mit einer Tür darin, schräg rechts ein Indianerzelt, dessen Eingang mit einem Fell verhängt ist, und in der Ferne leuchtet das goldene Tor eines Tempels. Jede Tür kann eine Sackgasse sein, zu einem ganz anderen Weg führen oder genau die richtige sein, aber Sie können sie nicht öffnen ... Oder es kann sein, dass Sie in Ihrer Unterwelt losgehen, und der Weg führt zu immer neuen Kreuzungen, Weggabelungen, Irrgärten, und irgendwann geben Sie wahrscheinlich auf. Vielleicht stellt sich auch plötzlich ein fauchender Drache in Ihren

Weg, Sie bekommen Angst und brechen ab oder bekämpfen scheinbar mutig das Wesen, das Ihnen bei richtigem Verhalten den Weg hätte zeigen können. Es gibt unzählige Varianten dieser Art, die Ihr Reiseunternehmen beschwerlich, anstrengend und vor allem nicht erfolgreich machen können. Darum wendet sich der wissende Schamane immer und als Allererstes an den Hüter der entsprechenden Welt. Jede der Welten hat einen Hüter, der nicht nur alle Wesen und Dinge in dieser Welt schützt, sondern sich auch in diesem seinem Reich perfekt auskennt. In Ehre und Dankbarkeit darum gebeten, wird er nicht nur Ihr Führer sein, sondern Ihnen mit Rat und Tat beistehen.
Um also einen Seelenvertrag und den zugehörigen verlorenen Seelenanteil zu finden, ist es gut, sich als Erstes mit dem Weg in die Unterwelt und ihrem Hüter bzw. ihrer Hüterin vertraut zu machen.

Den Hüter der Unterwelt kennenlernen

Lesen Sie die folgende Reiseanleitung so oft durch, bis Sie die Vorgehensweise verinnerlicht haben, oder nehmen Sie den Text auf und spielen ihn sich dann für Ihre Reise vor. Bei letzterer Variante kann es sein, dass Sie ein wenig über die praktische Erfahrung herumprobieren müssen, wann Ihnen längere oder kürzere Sprechpausen angenehm sind.
Stellen Sie, soweit es geht, sicher, dass Sie Ihre Reise ungestört erleben können. Das bedeutet: Handy ausstellen, ein dickes Kissen aufs Telefon legen oder ausstecken, etc.

Legen oder setzen Sie sich bequem hin. Wichtig bei der Sitzposition ist, dass Ihre Wirbelsäule gerade ist und Ihre Beine nicht übereinandergeschlagen sind. Mit einem Schal oder einer Schlafmaske die Augen zusätzlich abzudecken, kann hilfreich sein, um sich schneller aus der Mittleren Welt zu lösen und die inneren Bilder klarer zu sehen. Auch entspannende Hintergrundmusik kann unterstützend wirken. Breiten Sie eine Decke über sich und, wenn Sie zu kalten Füßen neigen, legen Sie sich eine Wärmflasche an die Füße. Zwischen den Welten ist es oft erstaunlich kühl, und wenn Sie frieren, werden Sie sich schlechter oder gar nicht auf die intensiven Prozesse einlassen können.

Atmen Sie mehrmals tief und bewusst ein und wieder aus.

Den Hüter der Unterwelt kennenlernen

Reiseanleitung

Lassen Sie sich von Ihren Atemzügen nach innen tragen,
immer tiefer und tiefer, bis Sie ganz bei sich angekommen sind.

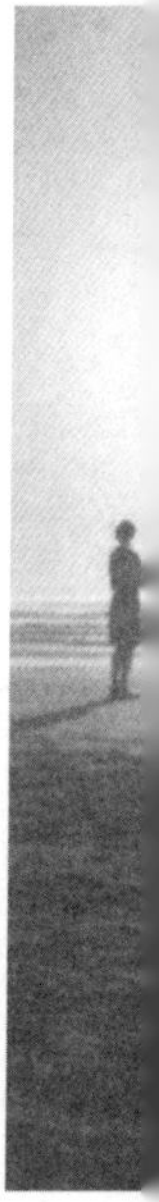

Nun stellen Sie sich ein Stück Natur, einen Flecken Erde vor, der Ihnen besonders gefällt: eine Blumenwiese ... eine Waldlichtung ...
Sehen Sie sich um, bis Sie einen Baum entdecken, der eine Öffnung hat.
Ist es eine Tür im Stamm? Oder öffnet sich ein Einlass zwischen den Wurzeln? Oder welche Art Öffnung zeigt sich Ihnen?

Treten Sie nun durch die Öffnung. Sie führt Sie in das Innere des Baumes nach unten, tief hinein in das Reich von Mutter Erde ...
so lange, bis Sie an einen unterirdischen Bachlauf kommen.
Hier, an der silberhellen, klar sprudelnden Quelle, ist das Wasser ganz flach.

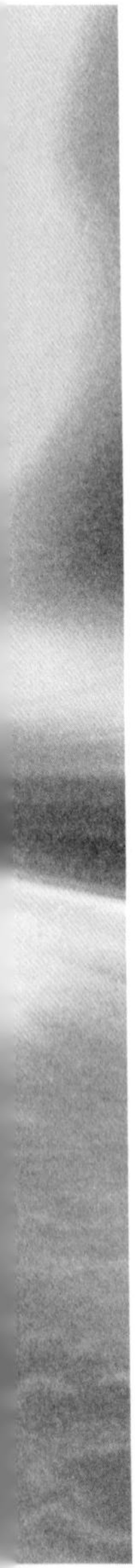

Tauchen Sie Ihre Hände zur rituellen Reinigung ins Wasser.
Das Wasser fühlt sich angenehm kühl und erfrischend an.
Benetzen Sie Stirn, Mund und Herz.

Langsam waten Sie in das flache Wasser. Es umfließt Sie weich und seidig ... und Sie spüren, dass es Sie tragen wird ... stark und sicher ... leicht ... sanft wiegend.

Sie waten tiefer hinein, bis zur Taille ... Sie genießen die Liebkosung des Wassers, genießen, dass es alles fortspült, was Sie belastet auf dieser Reise, alles, was nicht dienlich ist, nimmt das reinigende Wasser mit sich.

Spüren Sie, wie sich das anfühlt ...

Und schließlich lassen Sie sich von dem Fluss tragen ... leicht und sicher trägt Sie das Wasser und trägt Sie mit der sanften Strömung weiter und weiter ...
... bis an das Ufer der Unterwelt.

Sie steigen aus dem Wasser und sehen sich um.
Es ist wunderschön hier!
Wie sieht es um Sie herum aus?
Riechen Sie spezielle Düfte?
Gibt es Klänge?

Lassen Sie sich Zeit, um all das Schöne oder auch
Ungewöhnliche ganz in Ruhe in sich aufzunehmen.

Und dann, wenn für Sie der richtige Zeitpunkt gekommen ist, rufen Sie den Hüter dieses Reiches.

Senden Sie innerlich den Ruf aus, dass Sie ihn kennenlernen möchten und dass es wichtig für Sie ist.

Seien Sie ganz offen dafür, in welcher Gestalt er sich zeigt. Es kann eine männliche oder weibliche Gestalt sein oder auch die eines Fabel- oder Lichtwesens. Wie immer er oder sie sich Ihnen zeigt, Sie können sicher sein, dass Sie dem Hüter der Unterwelt absolut vertrauen können und sein Wesen von Liebe bestimmt ist.

Danken Sie dem Hüter oder der Hüterin für sein/ihr Erscheinen.

Spüren Sie nach, ob es etwas gibt, was der Hüter oder Sie sagen oder tun wollen, bevor Sie Abschied nehmen.

Verabschieden Sie sich in dem Wissen, dass Sie jederzeit wiederkommen können und der Hüter Ihren Ruf immer beantworten wird.

Lassen Sie sich zurück zur Quelle tragen.

Steigen Sie aus dem Wasser, und bedanken Sie sich auch hier für die Reinigung und Führung.

Lassen Sie sich von den Energien des Baumes durch seine Wurzeln nach oben in seinen Stamm ziehen, bis Sie wieder am Ausgang angelangt sind. Wenn es eine Tür gab, schließen Sie sie hinter sich.
Und auch der Baum nimmt Ihren Dank entgegen.

Sie stehen wieder auf der Wiese, an Ihrem Ausgangspunkt.

Atmen Sie einmal tief ein und aus.
Es ist Zeit, wieder ins Hier und Jetzt zurückzukehren.

Halten Sie die Augen noch geschlossen.
Bewegen Sie behutsam Finger und Zehen.
Recken und strecken Sie sich ...

Öffnen Sie jetzt die Augen.

Willkommen im Hier und Jetzt!

Ein Schluck Wasser oder Tee hilft, die Energien wieder auszubalancieren und ganz in der Mittleren Welt anzukommen.

Wenn Sie mögen, notieren Sie sich, was Sie erlebt haben.

Viele Menschen trauen sich nicht zu, dass sie bei diesen Reisen wirklich etwas »sehen«. Das kommt zum einen daher, dass es weitaus schwieriger ist, bei Fantasiereisen Bilder selbst zu erschaffen und kraft des Vorstellungsvermögens zu formen. Diese Reise jedoch ist eine Schamanenreise, und hier gilt es, lediglich wahrzunehmen, was schon da ist.
Zum anderen denken »Reisende« oft, sie müssten diese Bilder wie im Kino oder auf dem Fernsehbildschirm sehen. Das innere »Sehen«

müsste korrekterweise »innere Wahrnehmung« heißen, denn der sogenannte Sechste Sinn funktioniert oft ganz individuell, je nachdem, über welche Erfahrungskanäle er arbeitet. So kann es sein, dass zwar kein Bild vom Ufer der Unterwelt aufsteigt, aber Sie ein inneres Wissen davon haben, dass Sie angekommen sind. Ein anderer sieht eventuell keine klaren Formen bei seiner Ankunft in der Unterwelt, sondern nur die Farbe Grün. Aber dazu hat er einen Sinneseindruck von dem Duft blühender Bäume.

Eine unserer Kursteilnehmerinnen[6] beklagte, dass sie ihren Hüter der Unterwelt einfach nicht sehen und deshalb nicht in Kontakt gehen könnte. Wir begleiteten ihren nächsten Versuch bis zu dem Punkt, an dem der Hüter erschien. Wieder sagte sie, sie spüre seine Präsenz, könne aber niemanden sehen. Als wir sie jedoch fragten, welchen Eindruck diese Präsenz auf sie mache, konnte sie ihre Hüterin bis ins Detail beschreiben. Die Art, wie Sie in den anderen Welten »sehen« und wie Sie Energien wahrnehmen, ist individuell verschieden. Eines ist jedoch immer gleich: Sie können es.

Eine spezielle Hürde ist auch häufig, dass manche vermeintlich an dem Versuch scheitern, sich selbst als Handelnde(n) ganz genau so zu sehen, wie es ein Spiegel zeigen würde. Zum einen ist es eines der schwersten Dinge, sich selbst abzubilden - Maler sehen in naturgetreuen Selbstportraits oft eine der größten Herausforderungen. Zum anderen kann es sein, dass Sie in anderen Welten auch eine andere Gestalt annehmen, dass sich Ihre Energie in dieser Welt anders ausformt oder sich als der Aspekt zeigt, der die Priesterin, der Heiler,

6 Mein Mann, Psychotherapeut und Schamane, und ich geben gemeinsam Kurse und Ausbildungen.

die Schamanin in Ihnen ist. Und der sieht eventuell ganz anders aus als Ihr physischer Körper, den Sie aus der Mittleren Welt kennen. So nimmt sich ein Schamanenkollege von mir auf seinen Heilreisen als sehr viel älteren Druiden wahr, eine Klientin sieht sich immer nur in verschwommenen Umrissen wie eine Lichtgestalt, und ich selbst reise oft in der Gestalt meines Krafttieres. Ein Kursteilnehmer war sehr überrascht, dass er sich auf den Reisen regelmäßig als Eskimo sah. Im Laufe der Schamanenausbildung wurde jedoch immer klarer, dass ihn alles, was der Inuit-Kultur entsprang, besonders anzog. Und letztlich stellte sich heraus, dass es tatsächlich eine Abstammungsverbindung seiner Ahnen väterlicherseits dorthin gab.
Versuchen Sie also nicht, sich mit viel Mühe und Willenskraft in den anderen Welten »abzubilden«. Nehmen Sie sich – wie alles andere dort – einfach nur so wahr, wie es sich Ihnen zeigt. Es hat mit Sicherheit einen Grund und ist mit einer speziellen Wahrheit Ihres Wesens und Seins erfüllt. Es heißt nicht umsonst »wahr-nehmen«.

Ist Ihnen Ihre Hüterin als tief verschleierte Frau begegnet oder Ihr Hüter mit einer so tiefgezogenen Kapuze, dass Sie sein Gesicht nicht sehen können? Das mag im ersten Augenblick bedrohlich wirken, weil wir damit gemeinhin verbinden, dass jemand nicht offen und vertrauenswürdig ist oder Böses im Schilde führt. Der Hüter der Unterwelt wirkt jedoch immer und ausnahmslos über die universelle Ordnung der Liebe. Das verhüllte Gesicht kann Teil seiner/ihrer natürlichen Erscheinungsform sein, wie zum Beispiel bei einer Priesterin. Es kann aber auch sein, dass es für ihn wichtig ist, die Beziehung behutsam wachsen zu lassen. Dann wird die Hüterin oder der Hüter im Laufe der folgenden Begegnungen Kapuze oder Schleier lüften.

Gehen Sie bei Ihrer Reise ruhig den Impulsen nach, die Sie spüren. Wenn Ihnen zum Beispiel an der Mündung des reinigenden Quellflusses Blumen auffallen, die dort wachsen, und Sie verspüren den Impuls, eine zu pflücken und mitzunehmen, tun Sie das. Eventuell haben Sie bei Ihrer späteren Begegnung mit dem Hüter das Bedürfnis, ihm ein Geschenk zu machen oder Ihren Dank auszudrücken - und siehe da: Die Blume ist genau das Richtige. Oder Ihnen ist danach, nicht nur bis zur Taille in den Fluss zu waten, sondern ganz einzutauchen und das ein paar Mal - geben Sie Ihrem Bedürfnis nach, es ist das genau Richtige für Sie.

Solange sich also die Impulse innerhalb des vorgegebenen »Reiseverlaufs« bewegen, sind Sie Anzeiger individueller Energien. Achten Sie jedoch gut darauf, dass Sie sich nicht von der Reiseroute entfernen oder Stationen dazwischenschieben! Wenn sich plötzlich Situationen oder Impulse auftun, die Sie wie Rotkäppchen vom Weg locken wollen, handelt es sich um Energien, die aus Ihrem inneren Widerstand gespeist werden. Wie Sie im Kapitel »Ein hoher Preis: der Verlust von Seelenanteilen« gelesen haben, gibt es gute Gründe in Ihrem Verstand und Ihrer Psyche[7], eine Verletzung, einen verbannten Seelenanteil oder einen scheinbar lebensnotwendigen Vertrag unangetastet zu lassen. Diese Ängste sind natürlich auch Energie und melden sich auf Ihrem Reisabschnitt vor dem Eintritt in die Unterwelt (dort hinein kommen sie nämlich nicht) als Ablenkungen, Verlockungen und Blockaden.

Auch der Verstand, der ganz verunsichert ist, weil er über dieses Neuland noch keine Erfahrungswerte abgespeichert hat, steuert gerne noch ein paar Ablenkungsmanöver bei.

7 *Bis zum Eintritt in die Unterwelt sind Sie immer noch im psychisch-intellektuellen Bereich.*

Gerry bittet um einen Termin bei mir, weil sich alle seine Freunde und inzwischen auch seine gutmütige Partnerin rundheraus weigern, ihn bei seinen schamanischen Heilreisen als »Reisebegleitung« zu unterstützen. Es liege daran, erzählt er mir, dass ihm auf den Reisen immer so viele wunderbare Dinge geschehen und er dort die ungewöhnlichsten Erlebnisse habe. Natürlich bedeutet das, dass seine Reisen immer sehr lange dauern und er in so tiefe Prozesse gehe, dass seine Freunde bzw. Freundin eben entsprechend lange einfach nur danebensitzen und warten müssen, bis er mit der jeweiligen Begebenheit fertig sei. Seiner Meinung nach sind seine Helfer einfach nur zu ungeduldig.
Bei der tieferen Auseinandersetzung mit Gerrys Dilemma wird bald klar, dass er nach wenigen Minuten seiner Reise ständig auf Ablenkungen stößt, die ihn auf Nebenschauplätze führen. Er sieht zum Beispiel bereits bei der rituellen Reinigung an der Quelle einen Adler auf einem Ast sitzen, der ihn auffordert, ihm zu folgen. Er lässt Gerry auf seinem Rücken reiten, und die Flugerfahrung ist atemberaubend. Er landet im Nest des Adlers und bekommt eine Feder geschenkt, die er zu einem bestimmten Ort bringen solle. Als er das getan hat und endlich zum Fluss zurückgekehrt ist, leitet seine Freundin ihn der Vorgabe gemäß als nächsten Schritt an, sich von der Strömung tragen zu lassen. Er folgt dem zwar, doch nach wenigen Augenblicken bemerkt er einen Delfin, der ihn umkreist und bittet, ihm zu helfen. Der Delfin erzählt von einer energetischen Sperre, die ihm und den Seinen den Weg ins Meer verschließe, und Gerry verfüge über die Kräfte, die Sperre zu lösen. Gerry taucht mit dem Delfin und erlebt auch dort ein Abenteuer. Und so geht es weiter.
Es stellte sich schließlich heraus, dass Gerrys »Abstecher« entweder so lange dauern, bis seine Freunde als Reisebegleitung aufgeben oder abbrechen müssen, weil sie keine Zeit mehr haben, oder weil sie lang-

sam wütend werden, weil Gerry sich um keine ihrer Anleitungen kümmert. Und wenn es doch einer bzw. eine, nämlich seine langjährige Freundin, tapfer durchhält, bricht Gerry noch vor Eintritt in die Unterwelt ab, weil er auf die Toilette muss, er erst einmal die fantastischen Erlebnisse verarbeiten will oder er sich nicht mehr auf den Rest der Reise konzentrieren kann. Das Ergebnis ist auf jeden Fall immer, dass Gerry nicht zum Ziel kommt. Als er begreift, dass die tollen Impulse, denen er immer folgt, immer sehr erfolgreich seinen Erfolg verhindern – ob sie nun seine Helfer vergraulen oder ihn immer ins Leere führen – kann er sein Reiseverhalten verändern.

Manches Mal mag es auch vorkommen, dass Sie Ihre Reise beginnen und

a) alles wie in Nebel gehüllt scheint (manchmal kann dieser Nebel auch farbig sein),
b) alle ihr Aussehen hin zu Comicfiguren oder Fratzen verändern,
c) der Hüter Ihnen den Eintritt verweigert.

Bei allen drei Varianten oder ähnlichen Ausformungen sind Ihnen nicht Ihre schamanischen Fähigkeiten abhandengekommen, oder Sie sind in der falschen Welt gelandet. Es sind Zeichen dafür, dass dieser Tag oder diese Tageszeit keine gute Zeit ist, um diese Reise zu unternehmen. Die Gründe können in Ihrer inneren oder körperlichen Verfassung liegen oder darin, dass aus energetischen Gründen der Zeitpunkt ungünstig ist. Was auch immer dahintersteckt: Vertrauen Sie darauf, dass es zu Ihrem Besten geschieht, und vertagen Sie Ihre Reise in die Unterwelt.

Fassen wir die Schritte noch einmal in der Kurzform zusammen - zum schnellen Nachlesen und besseren Verstehen und Erinnern:

Kurzanleitung »Dem Hüter der Unterwelt begegnen«

- Entspannen,
- zu einem schönen Platz in der Natur gehen,
- Baum mit Eingang finden,
- hinein und hinunter bis zum Quellbach gehen,
- sich reinigen,
- sich auf das Wasser legen und von der Strömung zum Ufer der Unterwelt tragen lassen,
- ans Ufer gehen, umschauen und den Hüter rufen,
- den Hüter fragen, ob er etwas mitteilen will,
- sich beim Hüter bedanken und sich verabschieden,
- sich vom Fluss wieder zur Quelle tragen lassen,
- hinauf durch den Baum und auf die Wiese gehen, beim Baum bedanken,
- durchatmen und zurück ins Hier und Jetzt gelangen.

Die Kammer der Verträge

In diesem Kapitel gehen Sie den nächsten Schritt: Sie erfahren, wie Sie die Kammer der Verträge und den betreffenden Seelenvertrag finden und schließlich: wie Sie ihn auflösen können.

In der Kammer der Verträge lagert nicht nur der genaue Wortlaut Ihres Vertrages, sondern auch die Information/Erinnerung über die Umstände/Ursache, wie er zustande gekommen ist. Diese Information ist sehr wichtig, denn sie hilft Ihnen, Ihren Vertrag zu finden und zu verstehen. Wenn Sie also die Kammer der Verträge betreten, werden Sie die Ursache und den Inhalt Ihres Vertrages »vorgespielt« bekommen. Das bedeutet, dass Sie in der Kammer eventuell eine Bühne vorfinden. Der Vorhang geht auf, und Sie werden Zuschauer einer Szene ähnlich einem Theaterstück. Oder in der Kammer steht eine Filmleinwand, ein Computermonitor oder ein Fernsehgerät, und Sie sehen dort, was sich in der Vergangenheit - Ihrer oder der eines Vorfahren - zugetragen hat und den Vertrag formte. Vielleicht sehen Sie in der Kammer auch einfach eine oder mehrere Personen, deren Verhalten oder die Gefühle, die sie zeigen, Teil der Information sind. Doch die hier gespeicherte Information ist nicht eindimensional visuell. Sie wird auch über die speziellen Wahrnehmungskanäle Ihres Lichtkörpers aufgenommen, sodass ein Bild oder eine Szene wie ein Schlüssel zu einem viel größeren Erinnerungswissen führt.
Solange Sie jedoch noch nicht verstanden haben, um was es geht, stellen Sie die Frage: »Was ist hier geschehen?« und schauen weiter zu, was Ihnen gezeigt wird bzw. fragen weiter »Was ist weiter geschehen? Was wird aus der Hauptperson? Wie geht es dem Held oder der Heldin der Szene mit dem Geschehen?« Sie können auch den Hüter um Hilfe

bitten oder in die Kammer hineinrufen »Ich verstehe nicht. Bitte zeigt es mir auf eine Art, die ich verstehen kann!«

Wichtig ist, dass Sie verstanden haben, wie die Ursprungssituation, die Ihnen gezeigt wurde, sinngemäß war. Das bedeutet nicht unbedingt, dass Sie an dieser Stelle bereits den dazugehörigen Seelenvertrag kennen. Es kann sein, dass er Ihnen aus der Szene sozusagen ins Gesicht springt oder sogar zum Beispiel als Glaubenssatz wörtlich von dem Darsteller genannt wird. Öfter jedoch zeigt sich der tatsächliche Vertrag, der daraus entstanden ist, erst im nächsten Schritt – dabei sind durchaus auch unerwartete Wendungen und Überraschungen möglich.

Saskia betritt die Kammer der Verträge. Es ist nicht sehr hell, aber im Schein der Fackeln an den Wänden sieht sie eine Frau am Boden sitzen. Sie trägt eine Art mittelalterliche Tracht und starrt leer und unbeweglich vor sich hin. Saskia fragt die Frau »Was ist hier geschehen?« und erhält die geflüsterte Antwort: »Das Kind! Das Kind!«
»Was ist mit dem Kind?« fragt Saskia weiter.
Die Frau hebt jetzt den Kopf und sagt tonlos: »Ich habe es fallen lassen.«
Saskia weiß mit einem Mal, dass die Frau die Amme des Kindes ist, das jetzt mit dem Tod ringt. Sie fragt weiter »Und was ist mit dir?«
Die Frau schüttelt langsam den Kopf: »Das ist doch gleich. Ich kann nicht einmal ein Kind hüten.«
Saskia hat die Geschichte verstanden und überlegt jetzt, dass die Amme sicher fürchterliche Schuldgefühle hat und vielleicht auch Angst vor einer schrecklichen Strafe. Ist das wohl der ererbte Vertragsinhalt: Schuld und Abwenden von Strafe?

Sie wendet sich von der Frau ab und richtet ihre Aufmerksamkeit nun ganz auf die andere Seite der Kammer und das Finden des schriftlichen Vertrages. Und tatsächlich: Dort steht ein altmodischer Schreibtisch aus schwerem Eichenholz, und darauf liegt eine Pergamentrolle. Saskia dreht sich zu ihrem Hüter um und fragt, ob das ihr gesuchter Vertrag sei. Der Hüter nickt, und Saskia entrollt das Pergament. Erst ist sie völlig überrascht, weil sie doch etwas mit Schuld und Angst erwartet hat. Doch dort steht nur ein einziger Satz, der sie nach der ersten Überraschung mitten ins Herz trifft: »Ich bin zu nichts nutze«. Das ist ihr Satz! Das ist es, was ihr durch den Kopf schießt, wenn sie wieder mal im Büro Kritik für Fehler einstecken muss, wenn sie zu Hause mit den Erledigungen nicht nachkommt, und wenn ihre Eltern sich lieber an ihre Schwester um Hilfe wenden, die alles so viel besser macht. Saskia rollt den Vertrag wieder zusammen und ist erleichtert: Sie hat ihn gefunden. Endlich!

Greta betritt die Kammer der Verträge und sieht nichts und niemanden. Sie ruft in die Leere, dass sie darum bittet, die Ursprungssituation ihres Seelenvertrages gezeigt zu bekommen. Da sieht sie plötzlich ein Verlies und eine abgerissene, stöhnende Gestalt darin. Sie erschrickt zuerst ein bisschen, fragt aber dann ruhig: »Bist du die Erinnerung an meinen Vertrag?« Der Gefangene schüttelt den Kopf, und er und das Verließ verschwinden. Greta schaut sich weiter um, sieht noch andere Gestalten, fragt immer nach, aber sie sind alle nicht die richtige Erinnerung und lösen sich in Luft auf. Da sieht sie eine kaputte Puppe auf dem Boden liegen. In dieser Kammer ist nichts, aber auch gar nichts – nur diese kaputte Puppe, um die sich niemand kümmert. Greta denkt auf einmal, dass sich um das Mädchen, dem die Puppe gehört, auch niemand kümmert. Der Hüter nickt: Das ist die Information, die Greta gebraucht hat. Den Seelenvertrag entdeckt sie in einer Ecke, ebenfalls am Boden liegend, in einem Briefumschlag mit ihrem Namen darauf: »Wenn ich nicht störe, haben sie mich lieb«.

Nino reist wegen seiner beruflichen Karriere – oder auch nicht Karriere, denn obwohl er mehr kann und weiß als die Kollegen, wird er in jedem Job geschätzt und mit größeren Aufgaben betraut, aber er wird nie in die Führungsebene befördert und bleibt immer im Mittelfeld. Seine Kammer der Verträge sieht aus wie eine langgestreckte Höhle, und im vorderen Teil steht eine Filmleinwand mit einem Stuhl davor, auf der eine Fernbedienung liegt. Er setzt sich, spürt die Hand des Hüters ruhig auf seiner Schulter liegen und drückt den Knopf der Fernbedienung mit den Worten »Ich möchte bitte die Ursprungssituation meines Seelenvertrages sehen!« Auf der Leinwand zeigt sich eine Szene, die sich offensichtlich in einem Bauerndorf abspielt: ein Tanzfest. Überall stehen eher derbe Männer mit verschlossenen Mienen herum und trinken. Nur ein junger, gutaussehender Bursche fasst lachend mit jedem Arm ein Mädchen um die Taille und führt sie zum Tanz. Eine neue Szene blitzt auf, und derselbe junge Mann verhandelt klug mit Kaufleuten und Geldgebern und hat wohl als einziger moderne Gerätschaften gebaut, mit denen er weit mehr Ertrag erwirtschaftet als die anderen. Nino ist völlig klar, dass dieser gutaussehende Bursche die anderen in seinem Dorf locker überflügelt – in Aussehen, Geist und auch materiell.

Die Leinwand wird dunkel. Nino fragt: »Was ist weiter passiert?« Aber eigentlich ist Nino jetzt schon klar, was geschehen wird: So viel Begabung und Wohlergehen ruft immer Neider auf den Plan, und dann geht es einem an den Kragen! Deshalb erstaunt es ihn auch gar nicht, als er die nächsten Szenen auf der Leinwand sieht: Ein Trupp Bauernbur-

schen, die den jungen Überflieger gefesselt haben, dann zusammengeschlagen und anschließend mit einem höhnischen »Das hast du nun davon« ertrinken lassen.
Die Leinwand wird wieder dunkel, und Nino richtet sich darauf aus, nun den zugehörigen Seelenvertrag zu finden. Nach einer Weile vergeblichen Ausschauhaltens bittet er den Hüter um Hilfe. Der Hüter holt eine Art Zauberstab hervor, der einen starken Lichtstrahl auf die Wand fallen lässt. Und hier entdeckt Nino dann ein Bild in einem Rahmen. Als er nähertritt, sieht er, dass es sich um einen gestickten Spruch handelt, wie er früher in Bauernhäusern hing: »Nicht zu gut und nicht zu schlecht, dann bist du für alle recht«.

Und ganz wichtig: Sie müssen niemals Angst haben, dass Sie in der Kammer der Verträge Szenen zu sehen bekommen, die ein Trauma reaktivieren oder so furchtbar oder traurig sind, dass Sie sie nicht verkraften. Ihnen wird nur das und nur so viel oder nur so detailliert gezeigt, wie nötig ist, dass Sie verstehen, und immer so, dass Sie dabei gut behütet sind. Im Gegenteil: Es ist eher unsere Neugier, die immer die ganze Geschichte, mehr Szenen und noch mehr Information haben möchte. Vertrauen Sie darauf, dass Sie genau das zu sehen bekommen, was für Sie nötig und wichtig ist.

Reiseanleitung

Die Kammer der Verträge

Suchen Sie sich einen Stein, der Ihnen besonders auffällt, gefällt oder den Sie irgendwie anziehend finden. Das kann ebenso gut ein Halbedelstein sein wie ein Kiesel aus dem Garten.

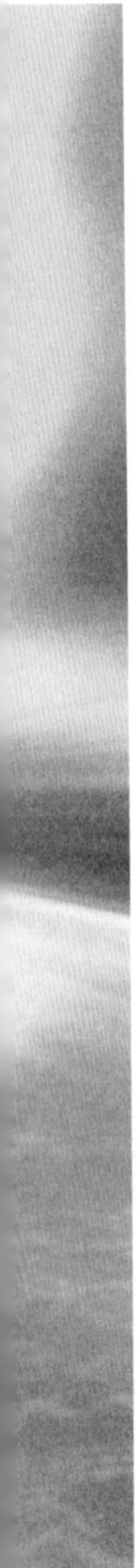

Schamanen arbeiten gern mit Steinen, weil sie Schwingungen, also Informationen, sehr gut und lange halten.
Legen Sie zu Beginn Ihrer Reise diesen Stein, ein Stück Papier, einen funktionierenden Stift sowie ein feuerfestes Gefäß (etwa einen Kochtopf) und Streichhölzer zurecht.

Setzen Sie sich bequem hin, nehmen Sie den Stein in die Hand, und denken Sie an das Thema, das Problem oder die Situation, die Ihr Leben gerade belastet oder beeinträchtigt und die Sie in die Heilung bringen wollen. Dann halten Sie sich den Stein ein kleines Stück vor den Mund und blasen dieses Thema nachdrücklich in den Stein – maximal dreimal.

Stellen Sie sich die Frage: »Wo, wann oder wie in meinem Leben spüre ich diese Beeinträchtigung besonders«?
Blasen Sie die Antworten, die Ihnen dazu einfallen, in den Stein. Mehr als drei oder vier sind nicht nötig, um den Stein ausreichend zu informieren.

Welche Gefühle sind damit verbunden?
Blasen Sie die Antworten wieder in den Stein.
Welches der genannten Gefühle ist das heftigste oder das schmerzhafteste?
Schließen Sie kurz die Augen. Wenn Sie die Hand darauf legen möchten: Wo in Ihrem Körper sitzt dieses Gefühl?
Sie haben die Stelle? Dann gehen Sie nun mit Ihrem Bewusstsein zu dieser Körperstelle, holen mit dem Atem die Energie von dort her und blasen sie in den Stein.

Als Letztes denken Sie ganz bewusst an Ihre Absicht, den Seelenvertrag zu diesem Thema jetzt zu finden – und blasen Sie diese Absicht hinein.

Ihr Stein, der in der Unterwelt für Sie wie eine Art Kompass oder Navigator funktioniert, ist nun ausreichend informiert.

Nun legen oder setzen Sie sich mit dem Stein in der Hand entspannt hin. Wenn Sie das Bedürfnis haben, den Stein auf ein Chakra oder eine bestimmte Körperstelle, wie etwa das Herz, zu legen, tun Sie das.

Beginnen Sie mit Ihrer schon vertrauten Reise in die Unterwelt, diesmal aber mit dem informierten Stein, den Sie dorthin mitnehmen.

Atmen Sie mehrmals tief und bewusst ein und wieder aus.

Lassen Sie sich von Ihren Atemzügen nach innen tragen,
immer tiefer und tiefer, bis Sie ganz bei sich angekommen sind.

Nun stellen Sie sich ein Stück Natur, einen Flecken Erde vor, der Ihnen besonders gefällt: eine Blumenwiese ... eine Waldlichtung ... Sehen Sie sich um, bis Sie einen Baum entdecken, der eine Öffnung hat.
Ist es eine Tür im Stamm? Oder öffnet sich ein Einlass zwischen den Wurzeln? Oder welche Art Öffnung zeigt sich Ihnen?

Versichern Sie sich, dass Sie den informierten Stein bei sich haben.

Treten Sie nun durch die Öffnung. Sie führt Sie in das Innere des Baumes nach unten. Tief hinein in das Reich von Mutter Erde ... so lange, bis Sie an eine unterirdischen Bachlauf kommen.
Hier, an der silberhellen, klar sprudelnden Quelle, ist das Wasser ganz flach.

Tauchen Sie Ihre Hände zur rituellen Reinigung ins Wasser.
Das Wasser fühlt sich angenehm kühl und erfrischend an.
Benetzen Sie Stirn, Mund und Herz.

Langsam waten Sie in das flache Wasser. Es umfließt Sie weich und seidig ... und Sie spüren, dass es Sie tragen wird ... stark und sicher ... leicht ... sanft wiegend.

Sie waten tiefer hinein, bis zur Taille ... Sie genießen die Liebkosung des Wassers, genießen, dass es alles fortspült, was Sie belastet auf dieser Reise, alles, was nicht dienlich ist, nimmt das reinigende Wasser mit sich.

Spüren Sie, wie sich das anfühlt ...

Und schließlich lassen Sie sich von dem Fluss tragen ... leicht und sicher trägt Sie das Wasser und trägt Sie mit der sanften Strömung weiter und weiter ...
... bis an das Ufer der Unterwelt.

Sie steigen aus dem Wasser und rufen den Hüter.

Wie immer er oder sie sich Ihnen zeigt, Sie können sicher sein, dass Sie dem Hüter der Unterwelt absolut vertrauen können und sein Wesen von Liebe bestimmt ist.

Danken Sie dem Hüter oder der Hüterin für sein/ihr Erscheinen.

Zeigen Sie ihm/ihr den Stein, und bitten Sie ihn/sie, Sie direkt zu der Kammer der Verträge zu bringen.

Wohin bringt er Sie? Zu einer Hütte, einem Hügel oder einer Höhle?

Wie sieht der Eingang zu der Kammer aus?

Bitten Sie den Hüter, Sie zu begleiten, und dann treten Sie ein.

Ist es dunkel oder zu wenig Licht, als dass Sie etwas erkennen könnten? Bitten Sie um Licht (zum Beispiel mit Harry Potters Licht-Zauberformel »Lumos!«).

Machen Sie sich den Stein in Ihrer Hand bewusst, und sehen Sie sich genau um.

Gibt es eine Bühne, eine Leinwand oder einen Bildschirm?
Erscheinen Menschen, Tiere oder Dinge?

Gehen Sie hier erst zum nächsten Punkt, wenn Sie die Informationen zur Ursprungserinnerung bekommen haben.

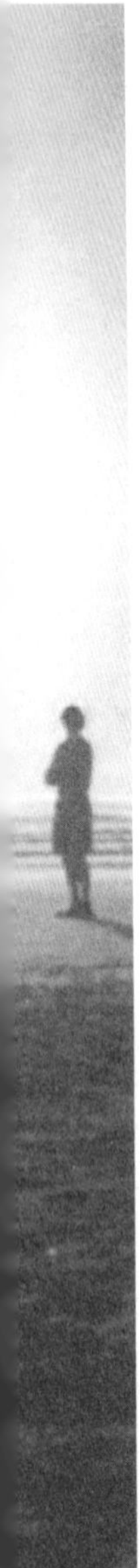

Nun, da Sie Informationen darüber haben, wie und warum Ihr Seelenvertrag zustande gekommen ist, richten Sie Ihre Aufmerksamkeit auf das Finden des Vertrags. Sehen Sie sich in der Kammer um, wo der Vertrag aufbewahrt wird.

Sie haben ihn gefunden? Wunderbar! Dann lesen Sie nun, wie der Vertrag lautet. Vielleicht formt er sich erst langsam auf dem Papier, vielleicht scheinen sich die Worte erst in die richtige Reihenfolge bringen zu müssen. Lassen Sie sich Zeit, der Wortlaut wird sich auf jeden Fall zeigen. Auch der Hüter hilft Ihnen hier bei Bedarf weiter.

Nehmen Sie nun das Vertragsdokument an sich.
Bevor Sie nun die Kammer verlassen, erfüllen Sie gemeinsam mit dem Hüter den gesamten Raum, also die gesamte im Lichtkörper gespeicherte Erinnerung, mit goldenem Licht.

Verlassen Sie die Kammer.

Bitten Sie den Hüter, Sie wieder zum Ufer zurückzubringen.
Bedanken und verabschieden Sie sich.

Lassen Sie sich zurück zur Quelle tragen.

Steigen Sie aus dem Wasser, und bedanken Sie sich auch hier für die Reinigung und Führung.

Lassen Sie sich von den Energien des Baumes durch seine Wurzeln nach oben in seinen Stamm ziehen, bis Sie wieder am Ausgang angelangt sind. Wenn es eine Tür gab, schließen Sie sie hinter sich.

Und auch der Baum nimmt Ihren Dank entgegen.

Sie stehen wieder auf der Wiese, an Ihrem Ausgangspunkt.

Atmen Sie einmal tief ein und aus.
Es ist Zeit, wieder ins Hier und Jetzt zurückzukehren.

Halten Sie die Augen noch geschlossen.
Bewegen Sie behutsam Finger und Zehen.
Recken und strecken Sie sich.

Öffnen Sie jetzt die Augen.

Willkommen im Hier und Jetzt!

Legen Sie den Stein zur Seite, und schreiben Sie Ihren gefundenen Seelenvertrag umgehend[8] auf das bereitgelegte Stück Papier.

Ein Schluck Wasser oder Tee hilft, die Energien wieder auszubalancieren und ganz in der Mittleren Welt anzukommen.

8 *Energien in Form von Gegenständen oder Wesen, die aus der Unterwelt in die Mittlere Welt mitgebracht werden, entziehen sich unserem Alltagsbewusstsein oft so schnell wie Trauminhalte am Morgen, auch wenn während der Reise die Eindrücke so intensiv sind, dass es scheint, Sie vergessen sie nie. Darum ist es wichtig, das Mitgebrachte so schnell wie möglich zu notieren.*

Praktische Tipps zur erfolgreichen Vertragsfindung:

- ***Wenn Sie in der Kammer der Verträge*** die Ursprungsinformation dargestellt sehen, denken Sie bitte daran, dass Sie als Beobachter und Informationsempfänger dort sind. Das bedeutet, Sie können immer Verständnisfragen stellen oder nachfragen, wie die Geschichte angefangen hat oder weiterging, aber Sie greifen weder mit Worten noch mit Taten helfend oder verändernd in das Geschehen ein.

- ***Wenn Sie eine leere Kammer vorfinden,*** und sich auch auf Nachfrage nichts zeigt, fragen Sie den Hüter, ob es genau diese Leere oder Dunkelheit oder dieses Nichts ist, um das es geht. Das Gleiche gilt für ein Vertragspapier, das sich leer zeigt.

- ***Wenn Sie bei der Vertragssuche*** auf einen Aufbewahrungsort stoßen, der eine Fülle von Verträgen enthält – ein deckenhohes Regal mit Hunderten von Pergamentrollen, ein Schreibtisch mit vielen Schubladen, ein Buch voller Verträge –, benutzen Sie Ihren Stein als Finder. Die in ihm gespeicherten Informationen wirken wie Anzeiger. Halten Sie den Stein in Richtung Aufbewahrungsort, und die richtige Rolle fliegt heraus, die richtige Schublade öffnet sich, oder die entsprechende Buchseite wird aufgeschlagen.

- ***Sie haben Ihren Vertrag gefunden,*** können ihn aber nicht entziffern. Hier gibt es zwei Möglichkeiten:
  1. ***Sie senden die Bitte aus,*** dass sich der Vertrag in einer Sprache zeigt, die Sie lesen und verstehen können.
  2. ***Sie bitten um jemanden,*** der kommt und Ihnen den Vertrag übersetzt.

► ***Das Erfüllen der Kammer*** mit goldenem Licht am Ende bewirkt, dass das Schmerzhafte an dieser Erinnerung geheilt wird, aber »das Gold« daran - Erfahrung, Wissen und Mitgefühl - im Lichtkörper bleibt.
Wenn beim Fluten der Kammer mit Licht nicht goldenes Licht hervorkommt, sondern eine ganz andere Farbe, hat das seine Richtigkeit. Dann braucht diese Erinnerung, um heil sein zu können, eine bestimmte Lichtschwingung, und die kommt dann automatisch hervor.

► ***Erschrecken Sie nicht,*** wenn das Licht schwarz sein sollte. Das hat nichts mit Bösem oder dunklen Mächten zu tun. Schwarz ist zum einen die Farbe des Ausruhens und der Ur-Geborgenheit, so wie ein Baby im Dunkel des Mutterleibes geborgen ist und die Samen im dunklen Schoß von Mutter Erde. Es kann aber auch bedeuten, dass eine Erinnerung nun ganz aus dem Lichtkörper gelöscht ist, weil sie nun nicht mehr gebraucht wird.

► ***Wann immer Sie unsicher sind*** oder nicht mehr weiterwissen: Fragen Sie den Hüter.

► ***Es kann immer einmal passieren,*** dass Ihre Reise unerwartet unterbrochen wird: weil Ihr Kind früher nach Hause kommt, jemand penetrant die Türglocke läutet oder Sie dringend auf die Toilette müssen. Es ist nicht gefährlich oder ungesund, die Reise zu unterbrechen, doch es ist geraten, Ihren Hüter kurz zu informieren, dass Sie gehen müssen und gleich oder zu einem anderen Zeitpunkt wiederkommen.

Fassen wir die Schritte noch einmal in der Kurzform zusammen – zum schnellen Nachlesen und besseren Verstehen und Erinnern:

Kurzanleitung »Reise in die Kammer der Verträge«

- Einen Stein mit der Problemstellung/dem Thema informieren (einblasen),
- Körperkontakt mit dem Stein herstellen,
- entspannen und durch den Baum zum Quellbach reisen,
- rituelle Reinigung und sich von der Flussströmung zum Ufer der Unterwelt tragen lassen,
- den Hüter rufen, den Stein zeigen und ihn bitten, Sie zur Kammer der Verträge zu bringen,
- eintreten und die Ursprungsituation wahrnehmen,
- sehen, wo der Seelenvertrag aufbewahrt wird,
- Vertrag wahrnehmen,
- zum Ausgang gehen und zusammen mit dem Hüter die Kammer mit Licht fluten,
- den Hüter bitten, Sie zum Ufer zurückzubringen,

- sich bedanken, verabschieden und zurück zum Quellbach gehen,
- durch den Baum hinauf auf die Wiese gehen,
- durchatmen und im Hier und Jetzt ankommen,
- Vertrag aufschreiben.

Die Flammen der Erlösung – den Seelenvertrag auflösen

Nun haben Sie Ihren Seelenvertrag gefunden und mit hinauf in die Mittlere Welt gebracht. Um einen Vertrag aufzulösen, der vielleicht schon über Jahrhunderte besteht, ist das Mittel der Wahl eine Energie, die mit elementarer Macht nicht nur reinigt, sondern auch vollständig transformiert: das Feuer.

Der Schmied galt im Mittelalter als Magier, weil er das Element Feuer in seiner verwandelnden Kraft nutzte und meisterte. Und nicht willkürlich, sondern mit dem Wissen um seine magischen Eigenschaften, wurden Hexen und Hexenmeister früher nicht nach der damals üblichen Hinrichtungsmethode erhängt, sondern sie wurden verbrannt, um das vermeintlich Böse vollständig zu reinigen und zu transformieren.

Feuer ist einer der heiligen Verwandler, und in jedem spirituellen Raum – sei es in einem Tempel, auf einem Friedhof, bei Sonnwendfeuern oder Weihnachten – spielt Feuer eine bedeutende Rolle. Eine einzige Kerze kann die Atmosphäre eines Zimmers oder einer Zeremonie völlig verändern.

So werden Sie nun Ihren Seelenvertrag der Macht des Feuers übergeben und damit lösen. Das Feuer wird seine Wirkung tun, ob Sie das Papier mit Ihrem Vertrag darauf mithilfe eines Streichholzes in einem kleinen Kochtopf verbrennen oder draußen in der Natur ein richtiges Feuer entzünden. Der einzig wichtige Punkt dabei ist, dass es ein Zeremonialfeuer ist, das Sie entzünden. Den Unterschied zwischen einem »normalen« Feuer und einer Feuerzeremonie machen in allererster Linie Ihre innere Haltung, Ihre innere Sammlung und Ihre bewusste Ausrichtung. Sie können im heiligsten aller Tempel barfuß und weiß gewandet eine dreifach geweihte Kerze entzünden – es ist kein Zeremonialfeuer, wenn Sie dabei über den Hut der Frau neben Ihnen oder die vergessenen Akten im Büro nachdenken. Ein kleines Teelicht, das Sie in einem sachlichen Krankenzimmer ganz in der Hingabe an die Segenswünsche für einen Kranken anzünden, hat dagegen durchaus die energetische Qualität eines Zeremonialfeuers. Bei der inneren Ausrichtung Ihrer Gedanken und Energien erzeugen Sie eine größere und stärkere Ausdehnung Ihres leuchtenden Energiefeldes (Aura) und eine höhere Eigenschwingung. Dies bewirkt, dass die Energie des Feuers mit Ihrem Energiefeld leichter oder überhaupt in Kontakt treten kann und die Schwingungen sich wie Sender und Empfänger verbinden können. So dringt die Information der Vertragsauflösung, die das Feuer beim Verbrennungsvorgang hält, leichter und schneller in Ihre verschiedenen Seinsebenen ein. Statt nur auf der Kopf- bzw. Verstandesebene zu bleiben, sickert die Information der Befreiung vom Seelenvertrag auch in die Körperzellen, die Psyche und die Lichtkörpermatrix. Dieses Wissen aller Ebenen ist sehr wichtig, denn Sie kennen es sicherlich selbst: Oft weiß unser Verstand schon längst um eine Sache, aber wir sind trotzdem nicht imstande, diese zu ändern. Meist gelingt dies erst, wenn auch die anderen Seinsebenen »wissen«.

Zusätzlich wirkt innere Fokussierung wie ein Laser: Die in alle Richtungen ausstrahlenden Energien werden gebündelt und ergeben dadurch eine um ein Vielfaches erhöhte Schwingungsstärke.
Die innere Ausrichtung ist also Hauptsache und Zentrum, aber natürlich werden durch einen entsprechenden Rahmen, wie Blumenschmuck, sakrale Gegenstände, das Eröffnen eines energetischen Heiligen Raumes[9], Gesänge, Tanz, Trommeln oder/und die Verbindung mit Krafttieren, Seelenhelfern, der Natur sowie Gott/Göttin, zusätzlich verstärkende und unterstützende Energien geschaffen.
Für welche Art Feuerzeremonie Sie sich entscheiden, sollten Sie von Ihrem Gefühl und Ihrem inneren Bedarf abhängig machen. Es kann sein, dass Sie aus der Unterwelt Ihren Vertrag mitbringen und ihn sofort und auf der Stelle loswerden wollen. Dann ist die schnelle Variante angezeigt und damit das Verbrennen in einem feuerfesten Gefäß, oder der Vertrag wandert - wenn vorhanden - in ein Kaminfeuer. Vielleicht ist Ihnen aber auch nach einem richtig lodernden Freudenfeuer zumute, zum Beispiel in einer Feuerschale (gibt es günstig zu kaufen) auf der Terrasse oder im Garten[10]. Wenn Sie das Gefühl haben, diesen Moment der Erlösung entsprechend feierlich begehen zu wollen, und mit einem speziellen Rahmen auch gezielt die Transformationsenergie verstärken möchten, sollten Sie sich ruhig Zeit lassen, um alles entsprechend herrichten und zeitlich organisieren zu können. Achten Sie dennoch darauf, dass Sie nicht mehr als drei oder vier Tage bis zu Ihrer Feuerzeremonie verstreichen lassen. Jetzt, da der Seelenvertrag nicht mehr in den Tiefen der Un-

9 *Schamanen schaffen durch die Verbindung mit den kosmischen Ordnungsprinzipien einen besonderen energetischen Raum.*

10 *Denken Sie an geeignete Sicherheitsmaßnahmen wie Feuerlöscher oder einen Eimer Wasser.*

terwelt verborgen ist, sondern im Licht Ihres Bewusstseins steht, können sich durchaus Widerstände gegen das Auflösen des Vertrages bemerkbar machen, Widerstände, die aus dem Alten, aus der Angst geboren sind, den scheinbar lebenssichernden Vertrag zu verlieren und dann in Gefahr zu kommen. Solche Widerstände versuchen dann auf raffinierte und mannigfaltige Weise, das Verbrennen des Vertrages zu verhindern, zum Beispiel, indem ganz viel Ablenkung oder Stress kreiert wird, sodass Sie glatt vergessen, dass Sie ja noch den Vertrag verbrennen wollten. Oder das Papier mit Ihrem Vertrag geht urplötzlich verloren, und Sie können sich beim besten Willen nicht mehr erinnern, wie er lautete ...
Folgen Sie mit der Art Ihrer Feuerzeremonie also Ihrem Gefühl, aber setzen Sie sie zügig in die Tat um. Und vor allem: Seien Sie mit Ihrer ganzen Aufmerksamkeit und Achtsamkeit dabei!

Anleitung
Auflösung des Seelenvertrages

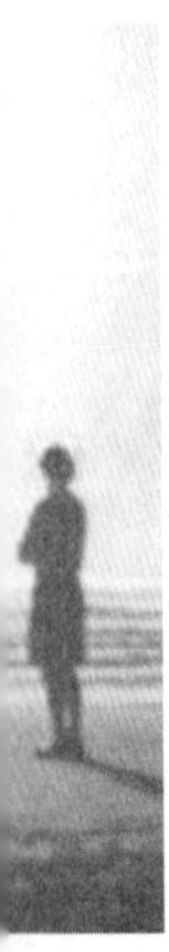

Gestalten Sie den Rahmen Ihres Zeremonialfeuers nach Ihren Wünschen.

Achten Sie auf Sicherheitsmaßnahmen, wie ein geeignetes Feuergefäß, einen feuerfesten Untersetzer, etc.

Sorgen Sie für genügend Streichhölzer bei einem Verbrennen im kleinen Gefäß – manchmal sind alte Seelenverträge sehr zäh, und Sie wären nicht die oder der Erste, die/der 12 Streichhölzer verbraucht, bis alles verbrannt ist.

Wenn Sie sich für ein Holzfeuer entscheiden, denken Sie daran, wie lange Holz unter Umständen braucht, bis es heruntergebrannt ist. Wählen Sie die Dicke und Anzahl der Holzstücke dementsprechend.

Nehmen Sie nun das Papier, auf dem Ihr Vertrag steht, und zünden Sie es an, bzw. geben Sie es in die Flammen.

Begleiten Sie den Transformationsprozess in dem Bewusstsein, was in diesem Moment Großes geschieht:
Sie verabschieden diese Lebensfessel für immer.

Achten Sie darauf, dass wirklich alles, auch das kleinste unbeschriebene Eckchen des Papiers, vollständig verbrannt ist.

Ist die Auflösung vollzogen, schließen Sie für einen Moment die Augen, und atmen Sie tief ein und wieder aus. Spüren Sie nach: Wie fühlt es sich jetzt für Sie an – ohne diese Lebensfessel?

Wenn Sie sich mit Ihren Engeln, Krafttieren, Ihren Ahnen oder Mutter Erde und Vater Himmel verbunden haben, danken Sie diesen für ihre Unterstützung, bevor Sie die Zeremonie beenden.

Danken Sie sich selbst für dieses wunderbare Stück Heilarbeit!

Die erkaltete Asche ist übrigens ein hervorragender Dünger für Pflanzen und die Erde im Allgemeinen.

Fassen wir die Schritte noch einmal in der Kurzform zusammen – zum schnellen Nachlesen und besseren Verstehen und Erinnern:

Kurzanleitung »Auflösung des Seelenvertrages«

- Rahmen für Feuerzeremonie schaffen,
- Papier mit dem aufgeschriebenen Vertrag in einem feuerfesten Gefäß verbrennen bzw. in das Ritualfeuer geben,
- Transformationsprozess bewusst und mit Achtsamkeit begleiten,
- darauf achten, dass alles restlos verbrennt,
- bei allen Anwesenden und Helfern der Zeremonie bedanken,
- bei sich selbst bedanken.

Verlorene Seelenanteile zurückbringen

Meistens geht bei der Entstehung eines Seelenvertrages, also in einer Situation existenzieller Bedrohung, des Schocks oder schlimmer Erfahrungen, ein Seelenanteil verloren. Der Tod oder die Trennung von einem geliebten Menschen ist eine solche Situation, in der wir oft das Verlieren eines Teils unserer Seele sogar ganz bewusst spüren und auch so benennen: »Es ist, als wäre ein Stück von mir mit ihm gegangen«.

Mit der Auflösung Ihres Seelenvertrages ist in Ihnen wieder Raum frei geworden: Lebensraum. Dieser Raum kann, darf und soll wieder gefüllt werden mit dem Teil Ihrer selbst, der damals abgespalten wurde, mit der Lebendigkeit, Lebensfreude und all den wunderbaren Gaben, die Ihnen eigentlich von Geburt an gehören, zu denen Sie aber so lange keinen Zugang mehr hatten. Beim Lösen von Seelenverträgen und der anschließenden Seelenrückholung geht es nicht darum, dass Sie ein anderer oder eine andere werden, sondern dass Sie werden, wer Sie wirklich sind. Es geht darum, ein Stück Ihrer selbst, das wie ein Schneewittchen in einem gläsernen Sarg ruht oder wie ein verzauberter Frosch im tiefen Brunnen haust, wieder lebendig zu machen. Nach der Erlösung von der Knechtschaft des Seelenvertrags holen Sie sich jetzt Ihr Königreich und Ihren Kronschatz zurück: Ihr Leben.

Die Kammer der Gnade und das Geschenk der Seelenhelfer

Verlorene Seelenanteile befinden sich in einer weiteren Kammer: der Kammer der Gnade. Um Ihren Seelenanteil zu finden und zurückzubringen, reisen Sie wieder in die Unterwelt und lassen sich vom Hüter zur Kammer der Gnade bringen. Auch hier wieder wird Ihr Navigator-Stein, der Ihnen schon in der Kammer der Verträge gute Dienste geleistet hat, den Weg weisen. Es ist etwas ganz Besonderes, die Tür zur Kammer der Gnade zu öffnen, denn - und darum heißt sie unter anderem Kammer der GNADE - Sie müssen dort nichts tun, keine Rätsel lösen, keine Aufgaben erfüllen, nicht kämpfen, sich nicht mühen, keine Gegenleistung erbringen und nicht demütig bitten. Strecken Sie lediglich die Hand aus, oder breiten Sie Ihre Arme aus: Ihr Seelenanteil hat schon lange, oft viele Jahrhunderte, darauf gewartet, dass Sie ihn zurückholen - zurück nach Hause.

Haben Sie Ihren Seelenanteil gefunden, verlassen Sie die Kammer der Gnade zusammen mit Ihrem wiedergefundenen Seelenanteil und dem Hüter der Unterwelt ...
... und wenden sich nach rechts. Dort werden Sie einen großen, ganz besonderen Steintisch vorfinden. Dieser Tisch ist die Tafel der Geschenke. Man könnte die Tafel vielleicht am besten als eine Art Geburtstagstisch beschreiben, der Ihnen hier zur Feier Ihres neuen, ein großes Stück heiler gewordenen Lebens bereitet wird. Und darum finden Sie auf dieser Tafel auch ein Geschenk vor. Es ist ein Seelengeschenk, das Ihnen mit ganz besonderen Kräften und Fähigkeiten hilft, dass dieses neue Licht, in und mit dem Sie jetzt leuchten, Ihr Alltagssein und Handeln durchdringt und beginnt, in alle Lebensbereiche zu

strahlen. Seelengeschenke können die erstaunlichsten Dinge sein: von der strahlenden Königskrone und einem Priesterinnenamulett bis zur Brille oder regenbogenfarbenen Socken. Was immer Sie auf der Tafel der Geschenke als Ihr besonderes Geschenk vorfinden – es ist immer maßgeschneidert auf Ihren Heilprozess und ganz genau das, was Sie am meisten brauchen bzw. was Ihnen am besten hilft.

Juliana tritt zur Tafel der Geschenke und ist unglaublich gespannt, welche magische Gabe für sie dort bereitliegt. Sie ist enttäuscht, als der große Tisch aus Naturstein, der ein wenig aussieht wie ein Altar, ganz leer ist. Hilfesuchend wendet sie sich an die Hüterin, und die nickt ihr aufmunternd zu. »Schau genau hin!«, sagt sie. Und Juliana schaut nochmals ganz konzentriert auf die Tischplatte. Und tatsächlich formt sich jetzt ganz deutlich eine Schmuckschatulle, in der Perlen, herrliche Edelsteine und filigrane Goldketten schimmern. Diese Schmuckschatulle wird Juliana das Wissen schenken, dass sie wertvoll ist und andere das auch sehen und erkennen.

Darian findet auf seinem Tisch der Geschenke einen großen, alten Schlüssel vor. Und Darian, den sein verbrannter Seelenvertrag bisher zwang, sein Herz gut verschlossen zu halten, hat nun den passenden Schlüssel bekommen, um sein Herz zu öffnen.

Als Inge ihr Geschenk auf dem Tisch sieht, muss sie einfach lachen: Es ist ein Gartenzwerg! Und genau das ist die Magie, die ihr Geschenk birgt: Lachen, Unbeschwertheit und einfach Spaß am und im Leben haben dürfen.

Wenn Sie bei diesem Schritt Ihrer Heilreise Ihr Seelengeschenk erhalten, werden Sie wahrscheinlich noch keine Ahnung davon haben, welcher Zauber in Ihrem Geschenk steckt. Dies ist auch nicht der richtige Moment, sich damit zu beschäftigen, und es ist auch gar nicht notwendig. Dafür wenden Sie eine spezielle Technik an, die Sie im anschließenden Kapitel »Stein für Stein fürs Seelenheil« als vorletzten Schritt Ihrer Heilreise erfahren.

Doch nicht genug mit einem Seelengeschenk aus der anderen Welt. Ihnen wird auch ein Seelenhelfer zur Seite gestellt, ein weiser Ratgeber, Lehrer, Freund und Heiler: Ihr Krafttier.
Krafttiere sind wunderbare Gefährten, und die Verbindung mit ihnen und ihrem lichtvollen Sein ist etwas Wunderbares. Ebenso wie die Tiere unserer Mittleren Welt, die einen physischen Körper haben, stellen sich die feinstofflichen Tiere aus der Geistwelt unter anderem zur Verfügung, um Menschen zu helfen. Die meisten von Ihnen kennen aus eigener Erfahrung die wunderbaren Geschenke, die Tiere uns Menschen machen. Und auch wenn Sie diese selbst (noch) nie kennengelernt oder bewusst erlebt haben, haben Sie vielleicht schon von den besonderen Therapien mit Tieren für psychisch beeinträchtigte Kinder, behinderte und traumatisierte Menschen, für die Persönlichkeitsentwicklung, etwa bei Führungskräften oder Entlastungstherapien bei Burn-out gehört.
Krafttiere aus der anderen Welt haben ebenfalls besondere Kräfte und Eigenschaften, mit denen sie uns helfen, und die, wie der Name »Krafttier« schon sagt – uns Kraft geben, uns erstarken und uns in unseren eigenen Stärken ermutigen. Mit der Weisheit der Lichtwesen stehen uns diese Seelenhelfer mit Rat und Tat zur Seite – und zwar nicht nur in Meditationen oder besonderen Herausforderungen. Sie begleiten

und stützen uns im ganz normalen Alltagssein, denn das ist der Grund, aus dem Ihr Krafttier sich bereit erklärt hat, zu Ihnen zu kommen: um Ihnen zu helfen, das neue Sein, das mit der Auflösung Ihres Seelenvertrages beginnen konnte, lebendig zu machen. Ihr neues »Sein« ist nicht etwas wie »das gute Geschirr« oder der Sonntagsanzug, die nur zu besonderen Gelegenheiten benutzt werden. Es ist etwas, was ein natürlicher Teil Ihres Wesens ist und jederzeit und überall ganz selbstverständlich fließt und lebendig ist.

Krafttiere beantworten Ihren Ruf nach ihnen immer und zuverlässig, und sie lassen Sie niemals im Stich. Ein Stück von der Tafel der Geschenke entfernt befindet sich der Platz, an dem Sie ihm begegnen werden. Wie das Seelengeschenk auch wird dasjenige Tier erscheinen, das Ihnen mit seinen besonderen Fähigkeiten beisteht und in Ihrem neuen Leben am besten raten und helfen kann. Und auch hier kann es sein, dass Sie von dem Geisthelfer, der sich Ihnen zeigt, überrascht sind oder erst einmal so gar nichts mit diesem Tier anfangen können. Halten Sie das Vertrauen und Wissen, dass es genau das richtige Seelenhelfertier für Sie ist und es Fähigkeiten und Eigenschaften besitzt, an die Sie vielleicht nie gedacht hätten. Es ist nicht immer die Löwenstärke, wenn wir Mut und Durchsetzungskraft brauchen, und oft hilft nicht die offensichtliche Macht eines großen Tieres, wenn unser Schlüssel zum neuen Sein Lebensfreude, Gelassenheit oder Vertrauen in das Leben ist.

In einem unserer Krafttierseminare trifft Kai, ein Jungunternehmer, der immer wieder von großen Existenzängsten geplagt wird, sein Krafttier und ist enttäuscht: ein Floh. Sein Verstand interpretiert sofort »klein«, »unbedeutend« und »lästig und unerwünscht«. Umso verblüffter ist er, als der Floh seine besonderen Krafttierqualitäten offenbart: der Mut und das Vertrauen, große Sprünge zu machen, und eine unglaubliche Menge an Energie. Kai ist begeistert, und er und sein Floh sind bei der erfolgreichen Verwirklichung seiner Selbstständigkeit ein tolles Team.

Roland und Melissa kommen wegen ihrer Eheprobleme zu mir und staunen nicht schlecht, als sie als Krafttiere einen Falke und eine Katze bekommen, die ihnen fantastische und vor allem kreative Wege zeigen, bei allen so großen Verschiedenheiten und individuellen Bedürfnissen zusammen sein zu können.

Für Carmen, die darunter leidet, bei aller Meditation und Lektüre spiritueller Bücher keinen richtigen Kontakt zur Geistigen Welt zu bekommen, erscheint ein großer, rotgestreifter Kater. Und das ist nicht irgendein Kater, sondern ihr geliebter Kater Merlin, der sie 16 Jahre ihres Lebens begleitet hat und vor Kurzem verstorben ist. Merlin zeigt ihr eine ganz besondere Art, Zugang in die andere Welt zu bekommen, ist dort ihr Führer und nimmt sie zu speziellen Orten und in andere Dimensionen mit.

Sobald sich Ihr Krafttier gezeigt hat, treten Sie zusammen mit Ihrem wiedergefundenen Seelenanteil, dem Seelengeschenk und Ihrem Krafttier die Heimreise an. Stellen Sie keine Überlegungen an, warum sich gerade dieses Tier eingestellt hat. Sie werden es im nächsten Schritt aus erster Hand, nämlich von Ihrem Krafttier selbst, erfahren. Jetzt gilt es erst einmal, alle und alles zügig von der Unterwelt hinauf in die bewusste, die Mittlere Welt zu bringen.

Anleitung

Sie brauchen:
Den Stein, den Sie schon für die Findung des Seelenvertrages informiert haben, drei weitere Steine, Schreibzeug und ein Getränk.

Setzen Sie sich entspannt und mit möglichst gerader Wirbelsäule hin. Die Beine sind nicht gekreuzt.

Nehmen Sie Ihren Navigator-Stein (den Stein, den Sie auch für Ihre Reise in die Kammer der Verträge benutzt haben) in die Hand, denken Sie ganz bewusst an Ihre Absicht, den verlorenen Seelenanteil, der mit dem gelösten Vertrag zusammenhängt, jetzt zu finden – und blasen Sie diese Absicht hinein.

Nun legen oder setzen Sie sich mit dem Stein in der Hand entspannt hin. Wenn Sie das Bedürfnis haben, den Stein auf ein Chakra oder eine bestimmte Körperstelle, wie etwa das Herz, zu legen, tun Sie das.

Beginnen Sie mit Ihrer schon vertrauten Reise in die Unterwelt, und wieder nehmen Sie den informierten Stein dorthin mit:

Atmen Sie mehrmals tief und bewusst ein und wieder aus.

Lassen Sie sich von Ihren Atemzügen nach innen tragen,
immer tiefer und tiefer, bis Sie ganz bei sich angekommen sind.

Nun stellen Sie sich ein Stück Natur, einen Flecken Erde vor, der Ihnen besonders gefällt: eine Blumenwiese … eine Waldlichtung …

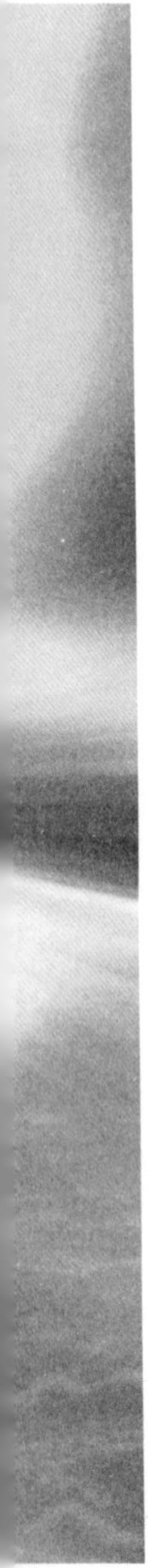

Sehen Sie sich um, bis Sie einen Baum entdecken, der eine Öffnung hat.

Versichern Sie sich, dass Sie den informierten Stein bei sich haben.

Treten Sie nun durch die Öffnung. Sie führt Sie in das Innere des Baumes nach unten. Tief hinein in das Reich von Mutter Erde ... so lange, bis Sie an eine unterirdischen Bachlauf kommen.
Hier, an der silberhellen, klar sprudelnden Quelle, ist das Wasser ganz flach.
Tauchen Sie Ihre Hände zur rituellen Reinigung ins Wasser.
Das Wasser fühlt sich angenehm kühl und erfrischend an.
Benetzen Sie Stirn, Mund und Herz.

Langsam waten Sie in das flache Wasser. Es umfließt Sie weich und seidig ... und Sie spüren, dass es Sie tragen wird ... stark und sicher ... leicht ... sanft wiegend.

Sie waten tiefer hinein, bis zur Taille ... Sie genießen die Liebkosung des Wassers. Genießen, dass es alles fortspült, was Sie belastet auf dieser Reise, alles, was nicht dienlich ist, nimmt das reinigende Wasser mit sich.

Spüren Sie, wie sich das anfühlt ...

und schließlich lassen Sie sich von dem Fluss tragen ... leicht und sicher trägt Sie das Wasser und trägt Sie mit der sanften Strömung weiter und weiter ...
... bis an das Ufer der Unterwelt.

Sie steigen aus dem Wasser und rufen den Hüter.

Wie immer er oder sie sich Ihnen zeigt, Sie können sicher sein, dass Sie dem Hüter der Unterwelt absolut vertrauen können und sein Wesen von Liebe bestimmt ist.

Danken Sie dem Hüter oder der Hüterin für sein/ihr Erscheinen und erklären Sie, dass Sie nun den Seelenanteil zurückholen wollen, der Ihnen damals, als der Vertrag entstand, verloren ging.
Zeigen Sie ihm/ihr den Navigator-Stein und bitten Sie ihn/sie, Sie direkt zu der Kammer der Gnade zu bringen.

Wohin bringt er Sie? Zu einem Tempel, einem Hügel oder einem märchenhaften Garten?

Wie sieht der Eingang zur Kammer der Gnade aus?
Spüren Sie das Licht, das Ihnen schon durch die Türritzen entgegenströmt.

Hinter dieser Tür, diesem Einlass, wartet Ihr verlorener Seelenanteil auf Sie.

Bitten Sie nun den Hüter, Sie zu begleiten, und dann treten Sie ein.

Machen Sie sich den Stein in Ihrer Hand bewusst, und sehen Sie sich genau um.

Wer erscheint?

Wenn Sie unsicher sind, fragen Sie die Person oder das Wesen: »Bist du mein verlorener Seelenanteil?« Sie können sich dessen auch beim Hüter versichern.

Sagen Sie Ihrem Seelenanteil, wie sehr Sie sich freuen, ihn wiedergefunden zu haben, und bitten Sie ihn, mit Ihnen zu kommen. Strecken Sie ihm die Hand entgegen, oder breiten Sie die Arme aus …

… und verlassen Sie alle gemeinsam die Kammer der Gnade.

Nun wenden Sie sich nach rechts. In der Nähe gibt es einen großen Tisch aus Stein. Wie sieht dieser Tisch aus? Ist es eine kunstvolle Steinmetzarbeit, kühler glatter Marmor oder aus unbearbeitete Steinplatten? Ist er von einem Tuch bedeckt oder geschmückt?

Dieser Tisch ist die Tafel der Geschenke, und Ihr Seelengeschenk wartet dort schon auf Sie.

Gehen Sie zu der Tafel der Geschenke, und nehmen Sie wahr, was dort für Sie bereitliegt.
Was ist Ihr Seelengeschenk?
Wenn Sie unsicher sind, weil dort mehrere Gegenstände liegen oder das Bild sich öfters verändert, bitten Sie den Hüter darum, Ihnen zu zeigen, welches das richtige ist.

Nehmen Sie das Geschenk an sich, und bedanken Sie sich.

Nun bitten Sie den Hüter, Sie zur nächsten und letzten Station Ihrer Heilreise zu bringen: einem kleinen, kristallklaren Teich, an dessen

Ufer ein Stein zum Niederlassen einlädt. Dies ist der Platz, an dem Sie Ihr Krafttier treffen.

Sind Sie am Teich angekommen?
Gut! Dann nehmen Sie auf dem Stein Platz, schließen die Augen und senden den Ruf nach Ihrem Krafttier aus.

Öffnen Sie die Augen, und vertrauen Sie dem, was Sie sehen oder was Ihnen sofort als Tier in den Sinn kommt.

Bedanken Sie sich bei Ihrem Krafttier für sein Erscheinen.

Kehren Sie mit allen an die Stelle am Ufer des Flusses zurück, an der Sie die Unterwelt betreten haben.
Wichtig: Holen Sie Ihren Navigator-Stein hervor, und waschen Sie ihn in den Wassern des Flusses ganz rein. Alles, was in dem Stein gespeichert war, ist Vergangenheit und gelöst. Legen Sie den gereinigten Stein am Ufer ab.
Danken Sie dem Hüter für seine Hilfe und seine Begleitung. Verabschieden Sie sich, und überlassen Sie sich und Ihre Begleiter und Ihr Seelengeschenk wieder der Strömung, die Sie zurück zum Quellbach trägt.

Steigen Sie aus dem Wasser, und bedanken Sie sich auch hier für die Reinigung und Führung.

Lassen Sie sich von den Energien des Baumes durch seine Wurzeln nach oben in seinen Stamm ziehen, bis Sie wieder am Ausgang angelangt sind. Wenn es eine Tür gab, schließen Sie sie hinter sich.

Und auch der Baum nimmt Ihren Dank entgegen.
Sie stehen wieder auf der Wiese, an Ihrem Ausgangspunkt.

Atmen Sie einmal tief ein und aus.
Es ist Zeit, wieder ins Hier und Jetzt zurückzukehren.

Halten Sie die Augen noch geschlossen.
Bewegen Sie behutsam Finger und Zehen.
Recken und strecken Sie sich ...

Öffnen Sie jetzt die Augen.

Willkommen im Hier und Jetzt!

Legen Sie den Stein zur Seite, und schreiben Sie umgehend auf, welchen Seelenanteil, welches Geschenk und welches Krafttier Sie mitgebracht haben.

Nehmen Sie Ihren Navigator-Stein, und blasen Sie ihn kräftig frei!

Denken Sie an den Seelenanteil, den Sie zurückgeholt haben, und wählen Sie einen Stein für ihn aus. Nun nehmen Sie diesen Stein, schließen die Augen und lassen vor Ihrem inneren Auge das Bild dieses Seelenanteils in sich aufsteigen. Dann blasen Sie dieses Bild in den Stein.
Legen Sie den Stein zur Seite, und notieren Sie dort, wo Sie die Gestalt des Seelenanteils aufgeschrieben haben, welchen Stein Sie ihm zugeordnet haben. So haben Sie zum Beispiel aufgeschrieben »Verlorener Seelenanteil: kleines, lachendes Mädchen mit Blumenkranz

im Haar«. Dann schreiben Sie daneben oder darunter etwa »Rosenquarz« oder »weißer Glimmerstein«. Das Gleiche wiederholen Sie für das Seelengeschenk und das Krafttier: Wählen Sie sich jeweils einen Stein, blasen Sie das Bild hinein, und notieren Sie sich das Ganze.

Ein Schluck Wasser oder Tee hilft, die Energien wieder auszubalancieren und ganz in der Mittleren Welt anzukommen.

Fassen wir die Schritte noch einmal in der Kurzform zusammen - zum schnellen Nachlesen und besseren Verstehen und Erinnern:

Kurzanleitung »Rückholung des verlorenen Seelenanteils«

- Informierten Navigator-Stein sowie drei weitere Steine bereitlegen,
- entspannen und durch den Baum nach unten reisen bis zum Quellsee,
- rituelle Reinigung und sich vom Fluss bis zum Ufer der Unterwelt tragen lassen,
- Hüter rufen, den Navigator-Stein vorzeigen und ihn bitten, Sie zur Kammer der Gnade zu bringen,
- in die Kammer der Gnade eintreten und dem verlorenen Seelenanteil begegnen,

- den Seelenanteil mitnehmen und die Kammer verlassen,
- sich nach rechts wenden und zur Tafel der Geschenke gehen,
- das Geschenk vom Tisch an sich nehmen,
- den Hüter bitten, Sie zu dem Teich zu bringen, wo Sie Ihr Krafttier treffen,
- sich beim Krafttier für sein Erscheinen bedanken,
- sich vom Hüter zusammen mit dem Seelenanteil, dem Geschenk und dem Krafttier zum Ufer zurückbringen lassen,
- durch den Fluss mit allen zum Quellbach nehmen lassen und durch den Baum nach oben auf die Wiese reisen,
- beim Baum bedanken,
- durchatmen und ins Hier und Jetzt zurückkommen,
- die mitgebrachten Energien Seelenanteil, Seelengeschenk und Krafttier aufschreiben,
- für jede der mitgebrachten Energien einen eigenen Stein wählen, das jeweilige Bild der Energie in sich aufsteigen lassen und in den Stein blasen.

Stein für Stein fürs Seelenheil

Die Energie Ihrer drei »Mitbringsel« aus der Unterwelt - Seelenanteil, Seelengeschenk und Krafttier - haben Sie in drei Steine geblasen. Sie werden nun erfahren, welche besonderen Geschenke und Gaben Sie erhalten, indem Sie sich mit der im Stein enthaltenen Energie verbinden.

Über wen wollen Sie zuerst Näheres erfahren? Über den verlorenen Seelenanteil, das Seelengeschenk oder Ihr Krafttier?

Wenn Sie sich entschieden haben, nehmen Sie den entsprechenden Stein auf, schließen die Augen und führen ihn an eine Körperstelle, die für Sie stimmig ist. Halten Sie dort den Stein, und lassen Sie das Bild der im Stein enthaltenen Energie in sich aufsteigen. Nehmen wir an, Sie hätten als Erstes Ihr Seelengeschenk gewählt.

Haben Sie vor Ihrem inneren Auge ein Bild oder eine Vorstellung von dem Geschenk?

Gut. Dann fragen Sie es jetzt: »Seelengeschenk, was bringst du mir? Was ist dein besonderes Heilgeschenk für mich?«

Und Sie werden eine Antwort wahrnehmen. Kommen Ihnen Begriffe in den Sinn? Das ist die Antwort. Kommen Gefühle oder Körperwahrnehmungen hoch? Das ist die Antwort. Oder verändert sich das Bild vor Ihrem inneren Auge, und Ihr Seelengeschenk zeigt Ihnen, was es für Sie tun kann? Dann haben Sie auch auf diesem Weg die Antwort auf Ihre Frage erhalten.

Nun stellen Sie die nächste Frage: »Seelengeschenk, was wird anders für mich, wenn du bei mir bist?« Nehmen Sie wieder die Antwort bzw. die Antworten wahr. Manchmal, zum Beispiel, wenn es sich um Geschenke handelt, die sich öffnen lassen, wie ein Kästchen, eine Phiole, eine Muschel oder ein Medaillon, lohnt sich auch die Frage »Was soll

ich mit dir tun? Wie soll ich dich anwenden?« Auch bei Gaben, die mit etwas gefüllt sind, wie ein Kelch mit Wasser, ein Fläschchen mit einer Flüssigkeit oder eine Schale mit einem Pulver, ist diese Frage naheliegend.
Zum Schluss bedanken Sie sich und stellen sich vor, wie Sie Ihr Seelengeschenk aus dem Stein heraus in sich aufnehmen. Halten Sie Ihre Augen noch geschlossen, und spüren Sie kurz nach, wie es sich anfühlt für Sie, mit dieser magischen Gabe für Ihr neues Sein.

Öffnen Sie die Augen, legen Sie den Stein beiseite, und schreiben Sie auf, was Sie über Ihr Seelengeschenk in Erfahrung gebracht haben.

Nach dem gleichen Muster gehen Sie mit Ihrem nächsten Stein vor. Wenn Sie als Nächstes den Stein mit Ihrem Krafttier wählen, nehmen Sie wieder Körperkontakt mit dem Stein auf, lassen das Bild Ihres Krafttiers in sich aufsteigen und stellen ihm die Fragen: »Krafttier, was sind deine besonderen Kräfte und Fähigkeiten?«, »Was wird anders in meinem Leben, wenn du bei mir bist?« und schließlich »Gibt es noch etwas, was du mir mitteilen willst, oder was ich über dich wissen sollte?«. Anschließend bedanken Sie sich und heißen Ihr Krafttier von ganzem Herzen willkommen. Nehmen Sie wahr, wo es sich bei Ihnen niederlässt (auf Ihrer Schulter, neben Ihnen, etc.). Nun schreiben Sie alles auf, was Sie über Ihr Krafttier erfahren haben. Trinken Sie einen Schluck.

Auch bei Ihrem Seelenanteil gehen Sie so vor. Sie halten den Stein an eine stimmige Körperstelle, lassen das Bild Ihres wiedergefundenen Seelenanteils in sich aufsteigen und beginnen zu fragen: »Seelenanteil, was bringst du mir zurück?«, »Was wird anders in meinem Leben, wenn du endlich wieder bei mir bist?« und »Gibt es noch etwas, was ich über dich wissen sollte, oder was du mir sagen willst?« Bei der letzten Frage ist es durchaus normal, wenn Sie gar keine Antwort bekommen - einfach, weil es für den Seelenanteil nichts mehr gibt, was es mitzuteilen gilt.

Nun ist der Moment gekommen, in dem Ihr Seelenanteil wieder eins mit Ihnen wird. Breiten Sie innerlich die Arme aus, oder öffnen Sie weit Ihr Herz ... und nehmen Sie Ihren verloren gewesenen Seelenanteil wieder in sich auf. Nehmen Sie sich ruhig ein paar Herzschläge lang Zeit, und genießen Sie den Augenblick - es ist etwas Besonderes, wenn ein Teil Ihrer Seele wieder zurückkehrt.

Öffnen Sie die Augen, legen Sie den Stein zur Seite, und notieren Sie alle Antworten.

Paula hat von ihrer Unterweltreise als Seelengeschenk einen Apfel mitgebracht und dessen Essenz, seine Energie, in einen Stein geblasen. Nun nimmt sie den Stein auf, spürt kurz nach und entscheidet dann, ihn an ihr Herz zu halten. Paula lässt vor ihrem inneren Auge das Bild des rotbackigen Apfels entstehen. Sie fragt ihn: »Apfel, Seelengeschenk, was bringst du mir? Was ist dein Heilgeschenk für mich?« Der Apfel scheint vor ihrem geistigen Auge ein wenig zu wabern, und schließlich pulsiert er richtiggehend ... wie ein großes rotes pralles Herz. Ja, so sieht er auch aus, wie ein Herz. »Fülle«, denkt Paula und beginnt unwillkürlich zu lächeln, »und die Liebe zum Leben«.

Und sie schreibt alle Antworten auf.

Paula stellt die nächste Frage: »Was wird anders für mich, wenn du bei mir bist?« Erst passiert gar nichts. Paula hakt nach: »Zeig es mir bitte so, dass ich es verstehe.« Das Bild des Apfels verändert sich

immer noch nicht, aber plötzlich wird ihr ganz warm, und es ist ein Gefühl, als ob alles in ihr weich und irgendwie biegsam würde. Sie fühlt sich ... entspannt ... gelassen. »Das ist es«, denkt Paula, »diese beständige innere Anspannung, die andauernde Kampfbereitschaft geht weg. Ich kann einfach entspannt sein«.
»Gibt es noch etwas, was ich über dich wissen sollte, oder was du mir sagen willst?« Die Antwort platzt regelrecht in Paulas Gedanken: »Ich soll einfach genießen! Die pralle Süße des Lebens genießen!« Ein tolles Gefühl! Und wieder hält Paula kurz inne und notiert sich alles, was sie erfahren hat.

Als Paula ihren Seelenanteil-Stein aufnimmt, ist sie fast ein bisschen aufgeregt. Dieser Stein soll offensichtlich auf ihre Kehle. Sie sieht vor ihren geschlossenen Augen das Bild ihres Seelenanteils, dieser großen königlichen Indianerin mit einem absolut strahlenden Lächeln und dem gewebten Umhang in allen Farben des Regenbogens. »Königliche Frau, was bringst du mir zurück?« Die Worte steigen in Paula auf wie Seifenblasen: »Das Wissen um die Verbundenheit mit allem, dass wir geführt und behütet sind«.
Paula fragt weiter: »Was wird anders in meinem Leben, wenn du wieder bei mir bist?« Paula steigen Tränen in die Kehle, als sie die Worte flüstert, die als Antwort kamen: »Die Liebe. Die Liebe kommt in mein Leben. Auch zu mir selbst«.
Paula schreibt auch diese Antworten nieder und braucht dann erst einmal ein großes Glas Wasser und etwas Ruhe. Die Geschenke und vor allem die Wiedervereinigung mit ihrem Seelenanteil haben sie aufgewühlt und tief berührt.

Kurzanleitung »Steingespräche«

- Wählen, mit welcher Energie, welchem Stein Sie beginnen wollen,
- Stein aufnehmen, Augen schließen, Körperkontakt aufnehmen,
- Bild vor dem inneren Auge aufsteigen lassen,
- Fragen stellen:

1. ***»Was bringst du mir?*** Was sind deine besonderen Kräfte und Fähigkeiten?«,
2. ***»Was verändert sich für mich***, in meinem Leben, wenn du bei mir bist?«,
3. ***»Gibt es noch etwas,*** was ich über dich wissen sollte oder was du mir mitteilen willst?«,

- Energie aus dem Stein in sich aufnehmen,
- Augen öffnen, Stein zur Seite legen,
- Antworten aufschreiben,
- so auch mit den beiden weiteren Steinen vorgehen.

Einem neuen Stern folgen: der neue Seelenvertrag

Sie haben nun fast alles dafür getan, um Ihrem Leben und Erleben eine neue Richtung zu geben: Einen lebensfesselnden Seelenvertrag gelöst, einen Seelenanteil zurückgeholt und wieder in sich aufgenommen und lichtvolle Helfer an Ihrer Seite, die Sie mit Rat und Tat unterstützen. Doch eine Puzzleteil zur Ganzheit dieses Heilgeschehens fehlt noch: Seelenverträge - ob fesselnd oder erhebend - sind Leitlinien, nach denen sich unser Lebensschiff ausrichtet. Wenn Sie zu einem Thema oder Lebensbereich einen Seelenvertrag gelöscht haben, ist die Leitlinie, die Ausrichtung und Orientierung hierzu ebenfalls weg. Schamanen drücken es mit ihrem allgemeinen Grundsatz für das Arbeiten mit Energien aus: »Wo etwas herausgenommen wird, muss wieder etwas hinein.« Also brauchen Sie einen neuen Leitstern, dem Ihr Herz, Ihr Geist und auch Ihr Körper folgen kann: einen neuen Seelenvertrag. Der neue Seelenvertrag beinhaltet, wie Sie jetzt im Leben und in der Welt stehen wollen. Wie sich Ihr Leben mit dem alten Seelenvertrag gestaltete und wie sich die Auswirkungen anfühlten, ist Ihnen zur Genüge bekannt. Was wollen Sie stattdessen? Neben dem Finden bzw. Lesen des alten Seelenvertrages ist dieser Schritt vielleicht die größte Herausforderung. Denn auch wenn der alte Seelenvertrag in unserem Lichtkörper gelöscht und der Seelenanteil wieder integriert ist, läuft unser Denken noch in den alten Bahnen wie ein Echo aus vergangener Zeit. An die heile Neuausrichtung wagen wir oft gar nicht zu denken oder sie in Worte zu fassen, und deshalb passieren häufig bei der Formulierung des neuen Seelenvertrages zwei Dinge:

1. Der neue Seelenvertrag wird viel kleiner und schwächer formuliert, als er sein darf und soll - frei nach dem Motto »Vielleicht kann ich glauben, dass es mir besser gehen darf oder wird, wenn es nur ein kleines bisschen ist?«. Da wird dann statt auf »Erfüllung« ein Vertrag auf »Zufriedenheit« geschlossen. Statt »glücklich sein« wird »Zufriedenheit« eingesetzt und statt »Erfüllung« »besser gehen«.

2. Die Worte des neuen Seelenvertrages werden so formuliert, dass er seinen Träger austrickst, und das wunderbare neue, heile Sein niemals wirklich eintreten kann. Sätze wie »Ich möchte ein liebevolles, erfülltes Leben« oder »Ich will mühelos und erfolgreich meiner Berufung nachgehen« sind die besten Hilfen, dass sich dieses Neue niemals manifestiert. Es sind reine Absichtsbekundungen, Vorsätze, die auch zu Silvester gerne in die Luft geschossen werden und auf die meist ebenso wenig Umsetzung folgt. Sie können jahrelang auf einem Stuhl sitzen und aus vollem Herzen rufen »Ich will aufstehen!« ohne sich jemals in die Senkrechte zu bewegen. Trickformulierungen sind auch Projektionen in die Zukunft wie »Ich werde eine liebevolle Beziehung haben« oder »Mein Beruf wird sinnvoll sein und mich gut versorgen«. Die Erfüllung dieser Voraussage liegt also immer in der Zukunft, immer im Morgen, niemals im Heute.

Verneinungen zählen ebenfalls zur Selbst-Sabotage-Trickkiste. »Ich bin nicht mehr unsichtbar« lässt alle anderen Wege offen, wie sich der alte Vertrag von Nicht-wahrgenommen-Werden von hinten wieder durch die Küche hereinschleichen kann: Demnach wird der Erschaffer dieses Seelenvertrags zwar deutlich von anderen bemerkt, aber vielleicht nicht positiv. Oder er wird zwar gesehen, aber nicht gehört oder gespürt. Ein neuer Seelenvertrag »Mein Leben ist kein

Chaos mehr« lässt alle Möglichkeiten offen, wie sich dieses Leben gestaltet außer chaotisch: unglücklich, leer, streng reglementiert, lustig, glücklich, traurig, etc.
Gerne werden auch Bandwurmsätze gebildet - meist aus der Furcht heraus, nicht genug in das neue Vertragspaket gestopft zu haben: »Ich bin gewollt, geliebt und von Gott angenommen, so, wie ich bin, und ich strahle mein Licht in die Welt, mit allem verbunden und voller Freude« oder »Ich lebe und erlebe Vertrauen, Liebe, Geborgenheit, Freude, Freiheit und Sicherheit«. Diesen neuen Verträgen fehlt es an Kraft. Wenn man sie laut ausspricht, merkt man schnell, dass einem entweder zum Ende zu die Luft ausgeht und der Vertrag immer leiser wird, dass man mittendrin stockt, weil man vergessen hat, wie es weitergeht, oder ständig über eines der Wörter stolpert.

Am besten hilft es wirklich, den neuen Seelenvertrag zu überprüfen, wenn Sie ihn im Stehen aus vollem Herzen mehrmals laut sagen. Hatte der Satz für Sie Kraft? Wurde Ihr Herz weit, Ihr Stand fest, und haben Sie sich gut, stark und/oder ganz bei sich gefühlt? Sind Sie über bestimmte Worte gestolpert, oder ging bei einem Wort die Kraft weg? Fühlt er sich richtig an? Wie ist Ihre Körperhaltung, während Sie ihn aussprechen? Geballte Fäuste, Rücken leicht zusammengesackt oder verkrampft? Oder das genaue Gegenteil: Sie richten sich auf, der Kopf hebt sich, und ein Lächeln spielt um Ihre Lippen? Dann ist er richtig. Ein Seelenvertrag bündelt die Energien so kraftvoll wie ein Laserstrahl - und seine Wirkung ist unter anderem deshalb entsprechend machtvoll.
Prüfen Sie, ob ein Begriff, den Sie für Ihren neuen Lebens-Leitstern gewählt haben, nicht schon in einem anderen Wort aus Ihrem Vertrag enthalten ist, oder ob zum Beispiel eine Formulierung so gewählt werden kann, dass sie weitere Aufzählungen überflüssig macht.

Sehen Sie sich einen Seelenvertragssatz wie diesen hier an: »Ich stehe sicher im Leben, geborgen und geschützt, voller Vertrauen und ohne Furcht.«

Probieren Sie den ersten ultimativen Test, und sprechen Sie ihn laut und mit »Schmackes«. Was fällt Ihnen auf? Genau, er ist zu lang, und die Kraft verliert sich in der Länge.

Sehen Sie sich die Begriffe aus dem Satz gelöst nebeneinander an: Sicherheit - Geborgenheit - Schutz - Vertrauen - ohne Furcht. Das sind alles Nuancen ein und derselben Sache. Wenn ich sicher bin, heißt das, dass ich geschützt bin. Wenn ich vertraue, habe ich keine Angst. Wenn ich voller Vertrauen und geschützt bin, bin ich geborgen und ohne Furcht. Hier wird also aus der Angst heraus der Aspekt der Sicherheit immer und immer wiederholt - was eine klare Botschaft in sich trägt: nämlich, dass der Vertragserschaffer NICHT vertraut und ohne Furcht ist. Es ist ein Seelenvertrag, der sich sozusagen ad absurdum führt, und das merkt man auch an der Energie, die der Satz in sich trägt. Da ist wenig von Sicherheit und der Kraft des Vertrauens zu spüren.

Und natürlich haben Sie recht: Das Wörtchen »ohne« ist eine Verneinung, und Verneinungen haben in strahlenden Lebens-Leitsternen natürlich nichts zu suchen.

Und nun unterziehen Sie einmal folgenden Seelenvertrag der »Aussprech-Prüfung«: »Im Leben geborgen stehe ich voller Vertrauen in der Welt«.

Beim Erschaffen eines neuen Seelenvertrags sind wir wieder mitten in der Wortmagie, und darum ist es auch so wichtig, dass Sie sehr genau und sorgfältig vorgehen und so lange »feilen«, bis Ihr Satz für

Sie wirklich stimmt. So einfach es vielleicht scheinen mag, einen Seelenvertrag zu lösen und zu erschaffen, so achtsam sollten Sie dabei sein. Schließlich geht es um nichts weniger als Ihr Leben – und eventuell das Ihrer Kinder und Enkel.

Ein neuer Seelenvertrag ist ein Akt der Schöpfung, eine unglaubliche Chance, eigen-mächtig Ihr Leben zu verändern und, wenn Sie Kinder haben, die Gegenwart und Zukunft Ihrer Nachkommen. Sie verändern mit jedem neuen Seelenvertrag die Welt, denn alles, was in Ihnen heil und heiler wird, wirkt sich auf alle anderen Wesen auch aus – wir sind alle miteinander verbunden. Wenn Sie sich also fragen, wo Sie sich noch sozial engagieren könnten, wo noch aktiv werden, um unserer Erde Gutes zu tun, und was Sie unternehmen könnten, um die Weltpolitik positiv zu beeinflussen, gibt es eine ganz einfache Möglichkeit: Lösen Sie für sich eine Seelenvertragsfessel, und ersetzen Sie sie durch etwas Wunderbares. Das ist immer der Moment, in dem ich sehe, wie die Lichtwesen und Engel lächeln – und manchmal sind sie auch voller lichtsprühender Begeisterung, dass wieder mehr Liebe, Schönheit und Freiheit in die Welt gekommen ist.

Danke. Von uns allen.

»Etwas Wunderbares« ist ein gutes Stichwort, denn auch hier steckt eine mögliche Stolperfalle auf dem Erschaffungsweg zum neuen Vertrag. Wenn wir einen neuen Seelenvertrag formulieren, befindet sich unser Denken häufig noch im Schatten des alten Vertrages, und dann klingen die eigentlich richtigen Worte einfach ein paar Nummern zu groß. Wenn der Vertrag das ausdrückt, was Sie sich für Ihr Leben wünschen, dann vertrauen Sie darauf, dass Sie im Laufe der nächsten drei oder vier Wochen – so lange braucht es meist, damit die neue

Wahrheit alle Ihre Seinsebenen von Gehirnsynapsen bis Körperzellen durchdrungen hat [11] – in Ihren neuen Seelenvertrag hineinwachsen.

Sobald Sie den Wortlaut des neuen Seelenvertrags gefunden haben, schreiben Sie ihn auf.

Die Rhythmen der Veränderung: Sonnen- und Mondzyklen zur Vertragsintegration

Die Wunde oder der Abdruck, den die Entstehungssituation um den alten Seelenvertrag in Ihrem Lichtkörper hinterlassen hat, ist geschlossen, der alte Vertrag gelöst, der verlorene Seelenanteil zurückgekehrt, und Sie halten den neuen Vertrag in der Hand. Zusammengenommen bedeutet das, dass die Heilung auf der Lichtkörper-Ebene vollzogen und abgeschlossen ist. Die Stelle in Ihrer Lichtkörpermatrix, die beschädigt war, ist wieder ganz hergestellt und leuchtet in hellen, reinen Farben. Doch andere Ebenen Ihres Seins, vor allem der physische Körper, müssen das Leben unter den neuen, heilen Voraussetzungen erst lernen. Es ist ein bisschen vergleichbar mit einer körperlichen Verwundung, etwa der Beine, die Sie jahrelang an den Rollstuhl gefesselt hat. Nach einer heilenden Operation sind zwar Ihre Beine wieder voll funktionstüchtig, aber die Muskeln und Sehen müssen sich erst wieder aufbauen, und das Laufen muss wieder geübt werden. So ist es zum Beispiel sehr wichtig, dass Ihre neue Lebenswirklichkeit auch auf der intellektuellen Ebene, vom Verstand, als wahr integriert wird. Die vor-

11 *Siehe nachfolgendes Kapitel.*

dringlichste Aufgabe Ihres Verstandes ist es, Ihr Überleben zu sichern. Der Verstand sammelt Erfahrungen, wertet sie aus und entwickelt daraus Konzepte, Urteile und Lebenswege, um Sie möglichst sicher durch diese Welt zu bringen. Ob selbst erlebt oder ererbt - mit einem Leben, das auf Ihrem alten Vertrag basiert, kennt sich Ihr Verstand bestens aus. In den vielen Jahren, die Sie mit dem alten Seelenvertrag lebten, ist Ihr Verstand zum Experten geworden, Ihr Leben unter den gegebenen Vertragsbestimmungen zu erhalten und zu schützen. Nicht glücklich vielleicht oder nicht so, wie Sie es sich wünschten, aber die Hauptaufgabe, seinen allerwichtigsten Job, hat Ihr Verstand bis jetzt wunderbar erledigt:

Sie leben!

Und nun kommen Sie mit dem neuen Seelenvertrag, und in Ihrem Verstand schaltet alles auf Alarm: Über Leben mit Glück, Nähe, Freundschaft, Erfolg, Lebendigkeit, gelebte Weiblichkeit und gelebte Männlichkeit, etc. hat Ihr Verstand keinerlei Erfahrungswerte. Er kennt sich nicht aus auf diesem Gebiet, und er hat wenig bis keine Ahnung, wie er unter diesen rätselhaften Vertragsbedingungen Ihr Überleben sichern soll. Damit Ihr Verstand sich aus Angst nicht gegen Ihr neues Leben wehrt, braucht er Nachhilfe, um die neue Wahrheit schneller anzunehmen und unterstützen zu können. Neurobiologisch ausgedrückt: Wenn wir lernen, baut unser Gehirn Verbindungen zwischen Nervenzellen auf, sogenannte Synapsen. Diese Verbindungen erlauben, Erlerntes, Informationen darüber und Erfahrungen zu benutzen, weiterzuleiten und zu speichern. Werden Informationen oder Erfahrungswerte vom Verstand als nutzlos oder nicht sinnvoll eingestuft, werden die aufgebauten Leitungen, über die diese »Daten« genutzt werden können,

wieder abgebaut. Es braucht also nachdrückliche Erfahrungen für das Gehirn, dass die Inhalte und die Bedeutung des neuen Seelenvertrages dauerhaft gebraucht werden und wichtig für Sie, den Chef oder die Chefin des gesamten Organismus, sind.
Aber auch Ihre anderen Körperzellen brauchen noch Hilfe, die neue Information zu integrieren - man könnte auch sagen, sie »zu glauben«.

Die Medizinmänner und Schamaninnen der alten Zeit wussten wahrscheinlich nichts von Neurobiologie und Synapsenbildung, aber sie konnten am Energiefluss sehen, dass nach der Lichtkörperheilung noch nicht alle »Schichten« des Menschen von der Heilung durchdrungen waren. Zudem lehrten sie, den leuchtenden Wesen aus den anderen Welten, natürlichen Rhythmen und kosmischen Heilzyklen zu folgen, um Verwandlungen zu vervollständigen und zu festigen. Diese Rhythmen sind die berühmten Siebener-Rhythmen. Die Anthroposophie sieht das innere Wachstum des Menschen in Siebener-Schritten: Alle sieben Jahre erneuert sich unser Organismus vollständig, die christliche Schöpfungsgeschichte nennt sieben Tage, und in einen Sieben-Tage-Rhythmus sind unsere Wochen gegliedert, der berühmte griechische Arzt und Philosoph Hippokrates lehrte, dass Krankheiten von der Zahl Sieben beherrscht seien, der weibliche Zyklus sowie die Tonleiter haben sieben Töne, das Farbspektrum sieben Farben, in der Alchemie sind es sieben Stufen zur Vollendung, und die Zahl Sieben steht rund um den Erdball für Veränderung und Vollendung eines Zyklus. Die Sonderstellung der Zahl Sieben in der Natur, in Märchen, Mythen, Religionen, Volksweisheiten und Wissenschaften könnte hier viele Seiten füllen.

Für die Festigung und Durchdringung aller Ebenen des Menschen mit der Information des neuen Seelenvertrages wählen Schamanen meist die kosmischen Siebener-Rhythmen von Sonne und Mond. Die Sonne repräsentiert die männliche Energie. Geht es um die Heilung eines Mannes, oder ist das Lebensthema vorwiegend von männlichen Energien bestimmt (Handeln, Durchsetzungskraft, die eigene männliche Seite leben, Führung, Veränderung, etc.), setzt der Schamane eine Heilzeit von drei mal sieben, also 21, Tagen an – einen Sonnenzyklus lang. Ist der »Patient« eine Frau oder der neue Seelenvertrag stark mit den weiblichen Energiequalitäten verbunden (Gefühle zeigen können, Verbindung zu Mutter Erde oder zum Weiblich-Göttlichen, etc.) dauert die Integrationszeit einen Mondzyklus lang: vier mal sieben, also 28, Tage. Innerhalb dieses Zyklus wird der neue Vertrag und alles, was mit ihm zusammenhängt in alle Energie- bzw. Lebensebenen integriert – für Neurologen bauen und festigen sich in dieser Zeit neue Leitungsverbindungen zwischen Gehirnzellen, aus biologischer Sicht aktualisieren die Zellkerne in den Körperzellen ihre »Daten« auf der DNS, und Schamanen nehmen eben die Verbreitung des Lichtflusses wahr.

Wenn Sie also an dem Punkt Ihrer Heilreise angekommen sind, an dem das Heilgeschehen auf der Lichtkörperebene abgeschlossen ist, und Sie Ihren neuen, lichtbringenden Seelenvertrag gefunden haben, beginnt Ihre magische Integrationszeit im Sonnen- oder Mondrhythmus. »Magisch« deshalb, weil Sie das Ende der 21 oder 28 Tage nicht einfach im Kalender ankreuzen und dann zufällig mitbekommen, dass die Heilzeit ja schon vorbei ist. Nein, Sie werden die Magie dieser Transformation aktiv und gestaltend miterleben, weil auch Sie Teil der großen Kräfte sind, die dort wirken.

Die drei magischen Schritte der Integration

1. Schritt: Schreiben Sie Ihren neuen Vertrag würdig auf.

Das bedeutet, dass Sie eine Art des Aufschriebs wählen, mit dem Sie den Stellenwert des neuen Leitsterns in Ihrem Leben zeigen und Freude, Ehrung und Dankbarkeit ausdrücken. Das kann ein besonders schönes Stück Papier sein, ein Gold- oder Glitzerstift, mit dem Sie schreiben oder mal wieder ein echter Tintenfüller. Es kann aber auch ein ganz anderes Material sein, das Ihrem persönlichen Gefühl entspricht, das Sie mit diesem neuen Seelenvertrag verbinden. Manche meiner Klienten malen den Wortlaut auf eine Leinwand[12] und vielleicht sogar gleich Seelenanteil, Geschenk und Krafttier drum herum. Andere stempeln die Buchstaben auf, kleben sie mit Stoffresten oder bunten Wollfäden, und ich habe einmal einen meiner neuen Seelenverträge auf das perlmuttene Innere einer großen Teichmuschel geschrieben. Besonders schön und berührend fand ich die Idee von Mara, einer Klientin, die erst vor Kurzem eine Krebserkrankung hinter sich gelassen hat: Maras neuer Seelenvertrag ist so kurz wie kraftvoll, und sie kauft für das »Aufschreiben« der beiden Worte fünf große Paletten kunterbunter Topfprimeln. Damit pflanzte sie ihren neuen Seelenvertrag in ihren Garten und zwar so, dass sie es vom Fenster aus immer gut sehen kann. Als ich Mara besuchte, blühte in allen Farben »ICH LEBE!« in ihrem Garten.

12 *Schon fix und fertig auf Keilrahmen aufgespannte Leinwände gibt es inzwischen nicht nur in Künstlerbedarfsläden, sondern sehr günstig in diversen Supermärkten als Aktion sowie in Bastelläden und Kreativabteilungen von Kaufhäusern.*

Dann stellen oder legen Sie Ihren Vertrag so, dass er für Sie möglichst präsent ist. Sehr vorteilhaft ist es natürlich, wenn Sie den Seelenvertrag offen und sehr prominent aufstellen oder aufhängen können. Wenn Sie eine Art Altar oder einen heiligen Platz in Ihrer Wohnstatt haben, ist dort ein idealer Platz dafür. Ein Fleckchen in Ihrem Heim, das Sie als besonders kennzeichnen, sei es durch ein hübsches Tuch als Unterlage, Kerzen oder Blumen, und wo Sie den Vertrag platzieren, erfüllt ebenso den Zweck. Im Laufe der Integrationszeit kann es sein, dass Sie ab und zu das Bedürfnis haben, den besonderen Seelenvertrags-Platz auf spezielle Weise zu schmücken: eine Blume aus dem Garten, eine Feder, die Sie auf einem Spaziergang gefunden haben, die erste glänzende Kastanie oder ein besonders gezeichneter Stein. Ist Räuchern für Sie eine schöne Art, Zuwendung, Ehrung und Energieerhöhung auszudrücken, tun Sie dies. Folgen Sie Ihren Impulsen, egal, wie ungewohnt manche Handlungen und Ideen dabei für Sie sein mögen. Eine Bekannte erzählte einmal kopfschüttelnd, dass sie frischen Apfelkuchen gebacken habe, und plötzlich die Eingebung und das Bedürfnis in ihr hochstiegen, ein Stückchen des Kuchens zu ihrem Altar mit dem Seelenvertrag zu bringen. Für sie fühlte es sich genau richtig an, die Energie ihres neuen Vertrages mit Genuss und Freude zu »füttern«.
Ist es für Sie richtig, dass niemand außer Ihnen oder niemand Fremdes den Vertrag sieht, ist eine mögliche Lösung, den Vertrag in ein hübsches Behältnis zu legen und dieses für Sie gut sichtbar aufzustellen. Aber auch an Plätzen wie unter dem Kopfkissen oder unsichtbar unter dem Fuß der Rosenvase, des Kerzenständers oder der Weihnachtskrippe ist ein guter Platz. Wie auch immer Sie ihren neuen Seelenvertrag platzieren, wichtig ist, dass Sie der Absicht gerecht werden, die dahinter steht: ehrend, bewusst, wertschätzend.

2. Schritt: An jedem Tag der Integrationszeit sprechen Sie Ihren neuen Seelenvertrag mindestens einmal laut aus.

Eines der großen magischen Werkzeuge, die dem Menschen zur Verfügung stehen, ist die Stimme. Klang hat ganz besondere Kräfte, und jeder von uns kennt den Zauber, den Musik ausüben kann. Doch die Stimme besitzt die größte Magie. In Mexiko wurden die Zauberer früher »Cantores« genannt, »Sänger«, denn sie heilten mit Gesängen. Ich setze selbst viel das »Lichtsingen« als Heilungswerkzeug ein und bin fasziniert, wie die Klänge neue Lebenskraft in Lichtkörperwunden weben und die Erinnerung an Traumata wie mit Balsam bestreichen. Auch wenn wir mit einer unserer Gruppen um ein Vollmondfeuer stehen und singen, fasziniert es mich immer wieder, zu sehen, wie der Zauber der Stimmen Lichtfäden aus der Erde wachsen lässt, und sie sich zu wunderbaren, tanzenden Mustern verweben.

Diese Magie setzen Sie auch für die Integration Ihres neuen Seelenvertrages ein. Sie sprechen ihn mindestens einmal am Tag laut und aus vollem Herzen aus. Je öfter Sie ihn jedoch in Ihr Bewusstsein holen, desto besser: Sprechen Sie ihn innerlich in Gedanken aus, ob beim Abspülen, beim Spazierengehen oder direkt als Stärkung vor einer Konferenz, einer Klärung mit dem Partner, dem Kontakt mit Menschen, etc. Summen, tönen oder singen Sie ihn, spielen Sie ihn auf einem Instrument, oder verbinden Sie ihn mit einer Geste oder mit einem Tanz. Begleiten Sie jeden Ihrer Jogging- oder Walkingschritte mit einem Wort des Vertrages, oder lassen Sie ihn in Yogapositionen einfließen. Je öfter Sie Ihren neuen Leitstern in sich und die Welt geben, desto schneller und heller leuchtet er.

3. Schritt: An jedem Tag der Integrationszeit nehmen Sie mindestens einmal Kontakt mit Ihrem Seelenanteil, Ihrem Seelengeschenk und Ihrem Krafttier auf.

Spüren Sie Ihren Seelenanteil und das, was er Ihnen zurückgebracht hat. Fragen Sie ihn um Rat, und bitten Sie ihn um seine Kraft und Stärken, wenn Sie sie benötigen. Sie können ihn auch fragen, ob er eine Botschaft für Sie, für diesen Tag hat. Freuen Sie sich an ihm, und machen Sie sich die besonderen Qualitäten seines Wesens, die ein lebendiger Teil Ihrer selbst sind, spürbar und bewusst.

Auch mit dem Seelengeschenk verfahren Sie auf diese Weise. Nutzen Sie es – mit dankbarem Herzen und voller Freude. Stellen Sie sich vor, Sie bekommen eine neue Freundin, die Ihr Leben wunderbar bereichert. Sie schließen diese Freundschaft ganz begeistert und laden sie von Herzen in Ihr Leben ein ... um dann nicht mehr anzurufen, vielleicht mal auf Facebook einen Kommentar zu ihrem neuen Profilbild zu schreiben, aber sich sonst herzlich wenig zu kümmern. Dann wird das, was Ihr Leben so hätte bereichern können, nicht nur ungenutzt bleiben, sondern es wird verschwinden. Mit Recht. Würdigen Sie Ihr Seelengeschenk durch Ihre Zuwendung und lebendiges Nutzen seiner Gaben.

Mit Ihrem Krafttier verhält es sich zwar ähnlich – Sie nehmen jeden Tag mindestens einmal bewusst Kontakt mit ihm auf –, aber das, was ein solcher Seelenhelfer für Sie tun kann, ist so hilfreich, praktisch, beglückend und ungewöhnlich, dass es unklug, ein Jammer und regelrecht Frevel wäre, wenn Sie es bei diesem Minimalkontakt belassen würden. Das Krafttier, das für diesen Heilprozess für Sie erschienen ist, kann Sie nicht nur bei schwierigen Situationen und in Notlagen

wunderbar beraten, ganz handfest helfen oder schützen, es begleitet Sie auch gerne durch Ihren Alltag.
Michaels Wolf liegt im Büro auf seinen Füßen und gibt so beständig von seiner Stärke und Ruhe an Michael ab. Wenn mein Mann und ich in einem fremden Gebiet oder Land nach Kraftplätzen suchen, schicken wir unsere Krafttiere aus, um uns zu führen und den Weg zu zeigen. Seien Sie mutig, kreativ und offen in der Beziehung zu Ihrem Krafttier. Lernen Sie es kennen, wie man einen Freund, Ratgeber und Gefährten kennenlernen will. Holen Sie es sich auf die verschiedensten Weisen in Ihr Leben und Ihr Bewusstsein: als T-Shirt, als Anhänger, als Desktop-Hintergrund, malen Sie es, oder formen Sie es aus Ton. Informieren Sie sich im Internet über das Tier, oder kaufen Sie sich ein interessantes Buch darüber. Aber vor allem: Pflegen Sie lebendigen Kontakt mit Ihrem Seelenhelfer! Und wenn Ihr Krafttier Ihnen gut geholfen hat und es Ihnen wichtig ist, Ihre Dankbarkeit auszudrücken, ist vielleicht ein sehr guter Weg, der Tierwelt hier in der Mittleren Welt etwas Gutes zu tun – eine Spende ans Tierheim, tatsächlich öfter mit dem eigenen Hund hinausgehen, ab und zu die bewusste Wahl, einmal einen tierversuchsfreien Kosmetikartikel zu kaufen, und, und, und.

Tun Sie diese Schritte gewissenhaft wirklich jeden Tag, einen Sonnen- oder Mondzyklus lang.
In der Integrationszeit kann es gut möglich sein, dass das Alte und Gewohnte seinen Platz wiederhaben will und dementsprechend an Ihnen zieht: Da kann es sein, dass Sie den ganzen Tag so gefordert waren, dass Ihnen Ihr Seelenvertrag samt Seelenhelfern erst wieder einfällt, als Sie schon todmüde im Bett liegen und nichts wollen außer schlafen. Wie naheliegend, zu sagen »Jetzt nicht mehr, ich mach's dafür gleich morgen früh oder morgen dafür zweimal«. Setzen Sie all Ihre

Willenskraft dagegen, denn hier geht es für Sie um nichts weniger als Ihr Leben. Machen Sie sich bewusst, dass es ungefähr zwei Minuten dauert, den Vertrag zu sprechen und kurz alle drei Seelengaben zu aktivieren. Und dann tun Sie's!

Es kann ebenfalls sein, dass innerhalb der Integrationszeit genau das Thema noch einmal auftaucht, das Sie behandelt haben. Schamanen sagen, dass dies geschieht, damit man erkennt, dass es schon keine so große Macht mehr hat und diese zunehmend schrumpft. Wenn das für Sie so sein sollte, dass Sie mit dem Alten oder Ängsten und Zweifeln konfrontiert werden: Rufen Sie Ihre Helfer! Aktivieren Sie Ihr Seelengeschenk, und rufen Sie Ihren Seelenanteil und Ihr Krafttier um Hilfe an. Sie werden feststellen, dass der Situation dann augenblicklich die Kraft entzogen wird.

Mit jedem Tag der Integrationszeit werden Sie bemerken, dass das Neue stärker und selbstverständlicher wird und das Alte mehr und mehr in den Hintergrund rückt.

Noch zwei Tipps für den schamanischen Heilungsweg:

1. ***Wenn Sie anderen von Ihrer Reise in die Unterwelt erzählen,*** bleiben Sie mit der Aufmerksamkeit nicht bei der unschönen Ursprungssituation aus der Kammer der Verträge kleben und vor allem: Wiederholen Sie niemals willentlich den Wortlaut Ihres alten Seelenvertrages oder notieren den Seelenvertrag oder die Entstehungsgeschichte irgendwo schriftlich! Sie können den Inhalt erzählen und seine Entstehungsgeschichte kurz darstellen, aber geben Sie keine Energie mehr dort hinein.

2. ***Ich werde oft gefrag***t, ob man nach Ablauf des Integrationszyklus keinen Kontakt mehr mit Seelenanteil, Geschenk und Krafttier haben dürfe. Natürlich dürfen Sie! Bei den Zyklen handelt es sich um einen Mindestzeitraum, der eingehalten werden muss.

Die Macht der Seelenverträge

Seelenverträge können die Ursache für Probleme in den verschiedensten Lebensbereichen sein. Ein Hinweis, dass solch eine auf der Seelenebene eingegangene Verpflichtung vorliegt, ist der Wiederholungscharakter. Das bedeutet, dass Sie die Situation, das Gefühl oder das Problem bereits kennen, schon öfter solche Situationen erlebt haben oder immer wieder mit bestimmten Konstellationen konfrontiert werden - auch wenn das erst beim näheren Hinsehen oder Hinspüren offenbar wird. Oft präsentieren sich die lebendige Erfüllung und Auswirkung von Seelenverträgen immer in einem neuen Gewand und anderen »Mitspielern« - das Ergebnis und das Thema sind aber immer gleich.

Als Achim heiratet, ist er sicher, dass er sich diesmal für die genau richtige Frau entschieden hat. Bei seinen Ex-Freundinnen hatte er immer das Problem, dass diese zart, hilfsbedürftig und zerbrechlich waren und in ihm alle Beschützerinstinkte aktivierten, was ihn anfangs sehr anzog. Mit der Zeit allerdings lief es immer darauf hinaus, dass er der Retter und alleinige materielle Versorger wurde und sich schließlich völlig überfordert fühlte. Miriam, seine frisch Angetraute, ist das nun wirklich nicht: Groß und durchtrainiert steht sie selbstbewusst und erfolgreich auf ihren beiden langen Modelbeinen. Achim und Miriam verdienen beide gut, verstehen sich prächtig und respektierten gegenseitig ihre zeitintensiven Jobs – bis Miriam im fünften Jahr ihrer Ehe überraschend in ein Burn-out stürzt. Erst stellen sich heftige Migräneattacken ein, dann eine halbseitige Gesichtslähmung, durch die Miriam ihren Job als Model nicht mehr ausüben kann. Zum Burn-out gesellt sich eine heftige Depression. Trotz Reha und Therapie bleiben Miriam Langzeitschäden. Ihre Gesundheit und vor allem ihre nervliche Belastbarkeit bleiben über Jahre sehr zerbrechlich und lassen keine berufliche Perspektive zu. Achim war plötzlich nicht nur wieder dauerhafter Alleinversorger, er muss auch auf die immer noch zarte Gesundheit seiner Frau achten und sie im Alltag so weit wie möglich entlasten.

In vielen Familien gibt es Anhaltspunkte für Seelenverträge über Zahlen, das heißt, dass sich Ereignisse um ein bestimmtes Lebensalter herum wiederholen oder zum Beispiel das jeweils erstgeborene Kind stirbt.

Seelenverträge können auch »Schläfer« sein, die erst aktiv werden, wenn das Leben Punkte erreicht, die mit dem Vertragsinhalt zusammenhängen und ihn damit »wecken«, etwa Eintritt ins Berufsleben, Heirat, Geburt eines oder des zweiten Kindes, Scheidung, Erreichen der Lebensmitte (Midlife), etc.

Wie auch immer sich eine solche eiserne Lebensfessel zeigen mag, es lohnt sich so sehr, diese Verträge zu suchen, sichtbar zu machen und zu lösen! Wichtige und grundsätzliche Verwandlungen sind in jedem Lebensbereich und darüber hinaus möglich. Leider vergessen viele Menschen, dass wir als leuchtende Wesen erschaffen und gedacht sind, deren Geburtsrecht Segen, Fülle und reine Erfüllung ist. Sie tragen Überzeugungen (Achtung Seelenvertrag!) in sich, dass man sich begnügen müsse, dankbar und zufrieden sein, wenn es einem grundsätzlich gut ginge, dass sie zu unwichtig, nicht würdig oder nicht gut genug wären für das große Glück und dass die Ansprüche und Erwartungen an das Leben gering zu halten wären. Dankbar – ja. Aber sich begnügen – nein! Wir sind göttliche Wesen und mit der Gabe des Erschaffens ausgestattet. Unser Weg führt uns zurück zu unserem leuchtenden Sein und was immer Sie dazu tun können, dass Sie Ihr wahres Paradies erschaffen, ist nicht nur rechtens, sondern entspricht Ihrem ureigensten Sein.

Das, was uns hindert, unser ganzes Licht zu leben, in unsere wahre Größe zu gehen und für uns und andere beglückend und segnend unsere Lebensaufgabe zu erfüllen, ist Angst. Und Angst ist auch Quelle und Nahrung der meisten fesselnden Seelenverträge. Die Ängste der Menschen sind fast überall gleich, und auch die Seelenverträge ähneln sich in ihrem Grundmuster. Und doch sind Ursprung, Verknüpfung und Einzelheiten der Verträge so einzigartig wie die Menschenwesen selbst. Ich stelle Ihnen nun für die wichtigsten Lebensbereiche Beispiele für zugehörige Seelenverträge vor, ihren Ursprung, aber vor allem ihre Verwandlung, damit Sie durch Gleichklang, Ähnlichkeiten und Gedankenimpulse Ihre eigenen Verträge leichter erkennen und lösen können. Die Fallbeispiele sensibilisieren Sie auch dafür, bei welchen Themen und Auswirkungen Sie daran denken sollten zu überprüfen, ob eventuell ein Seelenvertrag zugrunde liegt bzw. wo ein neuer Seelenvertrag schnelle Veränderung und Abhilfe schaffen kann.

Liebe, Sexualität und Partnerschaft

Beispiele für Verträge, die die Partnerschaft beschweren, verunmöglichen oder sabotieren, ihre Entstehung sowie ihre Lösung und Heilung.

Thema/Problem: Single, Sehnsucht nach Partnerschaft

Tobias ist seit Jahren Single und sehnt sich nach einer dauerhaften Partnerschaft. Es ist nicht so, dass er schüchtern wäre oder Frauen ihn nicht attraktiv fänden – im Gegenteil. Doch wann immer Tobias sich verliebt, klappt es nicht mit der Beziehung: Entweder die Frauen sind schon verheiratet bzw. in festen Händen, oder sie sind Single wie er, erwidern aber seine Gefühle nicht. Und wenn es dann mal eine gibt, bei der alles passt – Sandra heißt sie, ungebunden und in ihn verliebt – packt sie bereits Kisten für ihren Umzug nach Australien.

Entstehungsgeschichte des Seelenvertrages

Der Seelenvertrag, den ich zu diesem Thema finde, ist aus einer fernen Vergangenheit, also vererbt oder mitgebracht. Die Szene spielt in einer Art Mafiamilieu. Die Person, um die es geht, ist ein junger Mann, der zum Nachfolger des Kopfes einer großen kriminellen Organisation herangezogen wird. Er genießt viele Privilegien, doch sein Ziehvater sagt ihm auch ganz klar, dass er in dieser Position immer einsam sein muss. Der Mafia-Boss stirbt, der Junge nimmt seinen Platz ein, und obwohl er dagegen ankämpft, verliebt er sich unsterblich und erlebt sein größtes Glück: Er heiratet seine große Liebe, und sie bekommen zusammen ein Töchterchen. Bei Machtstreitigkeiten mit einer rivalisierenden Organisation werden seine Frau und seine Tochter als Geiseln genommen. Nun steht er vor der Wahl: Tut er, was die Rivalen verlangen, verrät er seine gesamte Truppe und wird mehr als 300 Menschen in den Tod schicken. Tut er es nicht, wird seine Familie umgebracht.

Seelenvertrag: »Liebe macht erpressbar.«

Mit diesem Seelenvertrag erhält das Beziehungsverhalten von Tobias eine eindeutige Logik: Sich wirklich auf die Liebe einlassen, sich mit dem Herzen binden, bedeutet mit diesem Seelenvertrag zum einen, sich für andere so verletzbar zu machen, dass es existenziell bedrohlich ist. Zum anderen bedeutet es, Menschen - dabei auch den über alles geliebten Menschen und sich selbst - dem größten Leid auszuliefern. Tobias muss sich also - solange dieser Vertrag in ihm gilt - wirksam davor schützen, eine wirkliche Liebesbeziehung einzugehen. Das gelingt ihm hervorragend, indem er seine Gefühle nur auf »ungefährliche« Frauen richtet, Frauen, die aus irgendwelchen Gründen unerreichbar sind.
Um diesen zähen, sehr festsitzenden Seelenvertrag zu verbrennen, brauchte Tobias mehr als 15 Streichhölzer, obwohl er ihn nur auf einen kleinen gelben Post-it-Zettel geschrieben hat.

Verlorener Seelenanteil

Tobias' verlorener Seelenanteil zeigt sich in Gestalt eines Engels mit Pfeil und Bogen. Es ist der berühmte römische Gott Amor, der Gott der Liebe bzw. genauer gesagt des Sich-Verliebens. Wer von seinem Pfeil getroffen wird, verliebt sich augenblicklich. Doch eines fällt mir bei diesem Seelenanteil sofort auf: Der Pfeil, den er hält, hat vorne keine Spitze, sondern kleine, leuchtende Engelsschwingen.

Er bringt Tobias die Freiheit zurück, sich in die Frau zu verlieben, die ihn von ganzem Herzen wiederliebt und mit der er ein himmlisches Flügelpaar bilden kann.
Auf die Frage »Was verändert sich in Tobias' Leben, wenn du wieder bei ihm bist?« nimmt Tobias folgende Antwort wahr: »Ende der Einsamkeit, ankommen«.

Seelengeschenk

Als Seelengeschenk erhält Tobias einen großen geschliffenen Rubin. Er stärkt den Mut zur Liebe und lässt ihn wissen, dass Verletzungen in der Liebe auch wieder heilen - durch die Liebe. Der Rubin weist Tobias an, ihn ins Licht zu halten und dann seine leuchtende Farbe einzuatmen. Tobias setzt das sofort als geistige Vorstellung um, und er spürt, wie rote Energie durch seinen ganzen Körper fließt. So wird dann Tobias die Kräfte des Rubins auch täglich während der Integrationszeit aktivieren.
Der Edelstein gibt ihm auch noch eine Botschaft mit: »Nur die Liebe macht lebendig.«

Krafttier/Seelenhelfer

Als Krafttier erscheint der Elefant. Seine besonderen Gaben sind Zärtlichkeit, Treue und die Fähigkeit und Stärke, die Seinen gut zu schützen und zu hüten. Tobias streckt vor seinem geistigen Auge dem Elefanten vorsichtig die Hand entgegen. Dieser berührt sie kurz mit dem Rüssel, schwingt dann den Rüssel nach oben und stößt einen lauten Trompetenruf aus. Tobias muss lachen: »Das ist wie Abklatschen - wir sind ab jetzt Partner!«

Neuer Seelenvertrag: »Ich folge meinem Herzen.«

Thema/Problem: berechtigte Eifersucht/Fremdgehen

Anita ist 48 Jahre alt und äußerst gepflegt und attraktiv. Sie hat mich aufgesucht, weil sie 20 Jahre lang eine wunderbar harmonische Ehe hatte – und seit etwa drei Jahren nicht mehr. Ihr Mann begann damals, ihr mit wachsender Eifersucht übermäßiges Flirten vorzuwerfen, die Streite wurden mit der Zeit immer heftiger, und kürzlich hat er sie während einer furchtbaren Auseinandersetzung über das von ihr gewählte Partykleid angebrüllt, sie benehme sich wie eine läufige Hündin und dass er sich nicht länger lächerlich machen ließe.

Als ich Anita frage, warum dann nicht ihr Mann hier wäre, um seine Eifersucht zu behandeln, sagt sie leise: »Er hat ja recht. Meine Flirts haben auch zweimal schon tatsächlich ins Bett geführt, aber davon weiß er nichts. Ich nehme an, ich brauche Selbstbestätigung, weil ich mich doch sehr schwer tue, seit ich die 40 überschritten habe«. Anita lächelt ein wenig gequält »Früher sind mir die Männer scharenweise nachgelaufen, und ständig hat einer versucht, mich trotz Ehemann und offensichtlich glücklicher Verliebtheit anzugraben. Freddie, meinen Mann, hat das immer stolz gemacht, und er hat über die Stielaugen der anderen Männer gelacht. Seit ich auf die 50 zugehe, hat sich das verändert, und ich komme mir alt, hässlich und wertlos vor«. Anita sieht mich mit Tränen in den Augen an und sagt verzweifelt: »Ich verstehe das nicht: Mein Mann liebt mich, das weiß ich, und ich liebe ihn so sehr. Warum brauche ich das?«. Als Anita alles in den Stein geblasen hat, ist sie innerlich sehr aufgewühlt.

Als ich in ihre Kammer der Verträge reise, wird der Zusammenhang sofort klar.

Entstehungsgeschichte des Seelenvertrages

Auf einer Art Kinoleinwand erscheint eine historische Szene. Eine Burgherrin starrt durch eine vergitterte Fensteröffnung im Turm und sagt: »Er lässt mich hier verrotten«. Ich frage sie: »Was ist hier geschehen?« Eine neue Szene ist die Antwort: Die gleiche Frau, aber noch sehr jung. Der Ruf ihrer Schönheit dringt weit über Grenzen des Landes hinaus. Viele Herzöge und Edelmänner buhlen um ihre Gunst und werben um ihre Hand. Einer ist dabei, der ihre Schönheit mit dem Glanz der Sterne vergleicht und sagt, dass er sich in sein Schwert stürzen möchte bei dem Gedanken, er dürfe niemals diese Haut wie Mondlicht berühren. Sie verliebt sich in ihn, und ihr Vater stimmt einer Heirat zu. Der Tag, an dem sie in festlichem Geleit in seine Burg einzieht, ist wie die Erfüllung all ihrer Mädchenträume. Doch schon bald wendet ihr Ritter seine Aufmerksamkeit der Kriegsführung und Grenzsicherung zu, und, als sie schwanger ist, auch verführerischen Mägden. Ihr Zauber scheint für ihn völlig verflogen zu sein. Doch sobald sich bei Banketten und Festlichkeiten andere Männer um sie bemühen, zieht er sie eng an sich, flüstert ihr Komplimente ins Ohr und kommt in dieser Nacht in ihr Bett – so leidenschaftlich wie früher. Die vielen Schwangerschaften und zwei schwere Erkrankungen aufgrund des rauen Klimas lassen sie vorzeitig verblühen und ihren Körper welken. Er hat ihr Gemächer im Ostturm zugewiesen und sie so gut wie vergessen.

Seelenvertrag: »Nur wenn andere mich begehren, kann er mich achten, lieben, ehren.«

Mit diesem Seelenvertrag lebt in Anita die Scheinwahrheit, dass ihr Mann sie nur lieben würde, solange sie für andere Männer deutlich begehrenswert sei, und das bedeutet wiederum, dass sie ihm ihre sexuelle Anziehungskraft auf andere Männer ständig demonstrieren muss. Früher fiel das gar nicht auf, weil sie nicht aktiv etwas dazutun musste, sondern nur treu und loyal die Verehrer abweisen. Doch im Laufe der letzten Jahre hat sich das naturgemäß verändert. Kein Wunder, dass Anita ihr Älterwerden so schwer nimmt: Der Kreis von »Mitspielern«, die ihr helfen, die Liebe und Achtung ihres Mannes zu erhalten, wird immer kleiner. Was für ein bitterer Vertrag, der Anita in dem Glauben gehalten hat, nicht als geliebte Frau, sondern in erster Linie als Siegertrophäe und Besitztum für ihren/einen Mann Wert zu haben.

Verlorener Seelenanteil

Zu Anita kommt der Seelenanteil zurück, der ihre Würde als Frau und als Partnerin in sich trägt: eine Königin. Beim Steingespräch erklärt diese Königin Anita noch, dass sie sich mit der Dreifachen Göttin beschäftigen soll, der Dreieinigkeit von Jungfer, Königin und weiser Priesterin, und dass alle drei in jeder Frau leben, egal, wie alt oder jung. Alle drei machen weibliche Göttlichkeit in Anita lebendig.

Seelengeschenk

Auf der Tafel der Geschenke liegt für Anita ein Paar grüner Schuhe bereit, die aus Gräsern und Blumen geflochten sind. Als Anita das hört, muss sie schmunzeln: »Wissen die in der Unterwelt auch von meinem Schuhtick?« Und sie muss zugeben, dass sie, als sie beim Steingespräch die Schuhe vor ihrem geistigen Auge sieht, selten schönere gesehen hat. »Seelengeschenk, Blütenschuhe, was ist eure besondere Gabe für Anita?«, frage ich. Doch Anita öffnet nach langem In-sich-Hineinhorchen und Nachspüren schulterzuckend die Augen und verkündet »Nix. Da kommt nichts«. Also frage ich die Schuhe, was Anita mit ihnen tun soll, damit sie ihre Kraft entfalten. Jetzt hört Anita sofort etwas: »Anzie-

hen«, sagt sie entschlossen. Und damit ihre Sinne es besser wahrnehmen können, bitte ich Anita, aufzustehen und den Stein ein Stück vor ihre Füße zu legen. Dann soll sie die Augen schließen, sich vorstellen, wie sie vor sich, dort, wo der Stein liegt, die Schuhe stehen hat, und mit ihrem Körper und ihrer Vorstellungskraft die Bewegung des Hineinschlüpfens vollführen. Anita steht danach über dem Stein und auf der energetischen Ebene in den grünen Schuhen. Sie verlagert in einer schwingenden Schaukelbewegung ihr Gewicht von einem Fuß auf den anderen und sagt dann: »In den Schuhen spüre ich Mutter Erde und dass ich eine ihrer Töchter bin. Das macht mich stolz«. Dann steht sie still und sehr gerade, spürt weiter nach: »Ich bin gehalten und genährt von der Erde, mit einer so unglaublichen Kraft«. Anitas Arme heben sich und strecken sich mit den Handflächen nach oben gen Himmel: »Und Vater Himmel wölbt seine Hände über mich, schützt und leitet mich«.
Langsam lässt sie die Arme sinken und öffnet die Augen. Sie ist zutiefst berührt von dieser Erfahrung von Verbundenheit und sagt, dass sie diese magischen Schuhe nie mehr ausziehen will.

Krafttier/Seelenhelfer
An dem Teich erscheint fast lautlos eine weiße Stute. Ihr Fell schimmert so hell, dass man schon genau hinschauen muss, um den silbernen Halbmond auf ihrer Stirn zu entdecken. Ihre besonderen Gaben sind Unabhängigkeit, Ungezähmtheit und Schönheit. Die Stute teilt Anita mit, dass sie gerne mit ihr Freundschaft schließen möchte, und, wenn sie einander besser kennen, sie Anita auf ihren Rücken nehmen und mit ihr Ausflüge zu geheimen Orten machen möchte. Anita streckt ihr schüchtern die Hand entgegen, spürt den warmen Atem des Pferdes an ihren Fingern und ist über die Intensität dieser Wahrnehmung völlig verblüfft.

Neuer Seelenvertrag: »Mein Leben ist Liebe und Schönheit.«

Thema/Problem: Mann wird von Frauen nicht als Mann wahrgenommen

Tom ist der beste Freund vieler junger Frauen. Immer, wenn er eine Frau näher kennenlernt, ist sie scheinbar sehr angetan von ihm. Sie verstehen sich prächtig, reden über alles, kochen zusammen, gehen aus … nur wenn er anfangen möchte, ihnen auch körperlich nahezukommen, geben ihm die Damen ein verbales oder deutlich signalisiertes »Stoppschild«, und meist folgt dann zeitnah ein mehr oder weniger einfühlsames Gespräch darüber, wie unglaublich lieb und nett er sei, aber bitte als Freund, nicht als Lover. Er ist der Mann, der einspringt, wenn eine der Frauen versetzt wird, den sie anrufen, wenn sie Liebeskummer haben oder einen schönen Abend genießen wollen, der ihr Ego aufpoliert, ohne dass es Komplikationen gibt. Und Tom hat es gründlich satt, dieser Mann zu sein - aber egal, was er bisher versucht hat, es war, als ob er mit Leuchtstift »Guter Freund« auf der Stirn stehen hätte.

Entstehungsgeschichte des Seelenvertrages

Auch dieser Seelenvertrag stammt aus weiter Vergangenheit und ist mitgebracht. In der Kammer der Verträge wird mir eine Szene gezeigt, die sehr komplex ist. Ich sehe einen Mann, der wie zu Eis erstarrt auf die Frau schaut, die dort auf dem Scheiterhaufen verbrannt wird. Auf meine Frage, was hier geschehen ist, öffnet sich mir das tiefere Wissen um die Geschichte: Der Mann ist einer der Honoratioren der Stadt, und in die junge Frau auf dem Scheiterhaufen ist er verliebt. Er war verrückt nach ihr. Er hat ihr seine ganze Welt zu Füßen gelegt, kostbare Geschenke offeriert und seinen Einfluss geltend gemacht, als ihre Eltern ein wenig Land zukaufen wollten. Doch sie hat ihn abgewiesen, immer wieder. Seine Gefühle überwältigten ihn, er wollte sie unbedingt haben. Also hat er ihr gedroht, gedroht, dass er der Inquisition einen Wink geben könnte, wenn sie sich weiterhin ihrem Glück verschließt - man könnte dann sehr schnell darauf kommen, dass sie ihn verhext habe ... Um den Druck etwas zu erhöhen, ließ er bei einer Versammlung eine kleine Bemerkung fallen - sicher, dass es weitergetragen und schließlich ihr zu Ohren kommen würde. Er hatte die Dynamik von Gerüchten unterschätzt. Aus seinem locker hingeworfenen »Man könnte meinen, die Kleine vom Meierhof macht mit ihren Kühen was Seltsames, dass die so viel Milch geben« wurde in der Gerüchteküche langsam »Man munkelt, die Elisabeth vom Meierhof treibt Teufelszauber bei denen im Stall«. Und noch bevor die gefährliche Anschuldigung seine Angebetete erreichte, gelangte sie in die Ohren eines leidenschaftlichen Verfechters der radikalen Ausrottung von Hex und Heid. Und dann ging alles ganz schnell.

Seelenvertrag: »Männermacht ist gefährlich, darum muss ich harmlos sein.«

Ein Mann, der seine männliche Macht abgegeben hat - und das hat Tom laut seinem Seelenvertrag - hat die Ausstrahlung eines freundlichen Rettungsbernhardiners. Männliche Macht als Seelenenergie hat nichts mit Dominanz, Gewaltbereitschaft oder Körperkraft zu tun. Es ist die Energie, die Frauen veranlasst, einen Mann als Partner und wirkliches Gegenüber wahrzunehmen - auf der Körperebene als möglichen Sexualpartner, Erhalter der Art und verantwortungsvollen Vater, auf der Seelenebene als Partner zur Vereinigung, also zur Rückkehr in die Einheit. Jemand der harmlos ist, auch übrigens als Frau, benutzt oder kennt folglich nicht seine eigene Größe, seine Fähigkeiten und

Kräfte. Er oder sie macht sich dadurch klein. Bei Frauen ist das eine Überlebensstrategie mit langer Tradition. Männer, die ihre Macht abgegeben haben, wirken allerdings meist asexuell.
Das Verbrennen von Toms Vertrag gestaltet sich richtig zäh. Das Papier flammt kurz auf, erlischt dann aber gleich wieder, und die Schlüsselworte aus Toms Seelenvertrag bleiben immer noch unberührt und gut lesbar. Schließlich frage ich ihn, ob es für ihn eine schöne Vorstellung ist, wenn der Vertrag so Stück für Stück vor sich hin kokelt oder ob ihm ein etwas machtvolleres Feuer besser gefiele. Er nickt heftig: Ja, richtige Flammen und Hitze und Power, das würde ihm gefallen! Also warten wir, bis kein Glutfünkchen mehr zu sehen ist, und dann gieße ich einen tüchtigen Schuss Bioethanol in das Gefäß. Tom lässt mit viel Sicherheitsabstand ein brennendes Streichholz hineinfallen, und schon lodern blaue und grüne Flammen über den Papierresten ... und lassen bis auf einen Buchstaben alles sonstige unberührt. Tom kann es gar nicht fassen und würde es gerne mit dem Handy fotografieren, aber ich kann ihn schnell überzeugen, dass es keine gute Idee wäre, den noch nicht gelösten Vertrag auf ein Bild zu bannen und damit festzuhalten. Erst der dritte Durchgang mit extra viel Ethanol schafft es, diesen tief sitzenden Vertrag ganz aufzulösen.

Verlorener Seelenanteil

Toms verlorener Seelenanteil tritt mir in der Kammer der Gnade mit solch lichtvoller Kraft entgegen, dass ich mich automatisch zum Gruß verneige: Es ist eine männliche Lichtgestalt wie ein Faun, aber dann erkenne ich ihn: Pan, den Hüter der Tiere, Pflanzen und Naturgeister, dessen starke Lebenskraft, die ja gleichzeitig die Sexualkraft ist, legendär ist. Er lächelt liebevoll und kommt mit mir. Tom ist im Steingespräch völlig fasziniert von der unglaublichen Kraft, die von Pan ausgeht, die aber in keiner Weise etwas Bedrohliches hat – im Gegenteil: Sie ist lebensbejahend und erschaffend. Und das bringt er auch Tom zurück: das Ja zum Leben, Lebenskraft und das Spüren dieser mächtigen Energie. Wieder vereint mit diesem verloren gewesenen Seelenanteil wird Tom die Männlichkeit ehren können für das Positive, das Gute, das sie ist und bewirkt. Und er kann anerkennen, dass alle Macht dieser Erde – ob männlich, weiblich oder neutrale Energie – weder gut noch schlecht ist, sondern davon abhängt, wie man sie benutzt. Pan sagt zu Tom »Liebe mich!«, und Tom kann aus ganzem Herzen »ja« sagen.

Seelengeschenk

Von der Tafel der Geschenke bringe ich Tom ein Kästchen aus Lapislazuli mit. Als er es in seiner geistigen Vorstellung öffnet, kommen in Regenbogenfarben schimmernde Seifenblasen heraus. Tom sagt, er solle jedes Mal, wenn er Mut zu Veränderungen oder Neuanfängen brauche, das Kästchen öffnen. Und die Blasen helfen ihm auch, auf seine Gefühle zu vertrauen. Weil der Lapislazuli aussieht wie ein dunkelblauer Nachthimmel mit goldenen Sternen, nennt Tom das Geschenk spontan sein Sternenkästchen. Und dazu passt auch, dass er es eigentlich in sein Herz nehmen wollte, wegen der Gefühle und Mut, aber da will es nicht hin. Das Kästchen möchte in Toms Drittes Auge. Als er es dort in sich aufnimmt, ruft Tom erstaunt aus »Es stärkt wirklich meine Intuition! Ich habe das Gefühl, dass ich jetzt dort einen Stern sitzen habe, der Verbindung zu den Sternen im Universum hat!«

Krafttier/Seelenhelfer

Für Tom kommt ein mächtiger, goldfarbener Löwe, der sich selbst als »Sonnenlöwe« vorstellt. Er sagt zu Tom: »Fürchte dich nicht vor deiner Stärke, denn sie bedeutet nicht, dass du Härte zeigen musst. Sieh, wie geschmeidig und golden meine Kraft fließt. Sie ist warm und lebendig«. Bei der Frage, was sich in Toms Leben verändert, wenn der Sonnenlöwe bei ihm ist, hört Tom keine Antwort. Ich bitte den Löwen, Tom zu zeigen, was sich verändert, und sage Tom, er solle darauf achten, wie sich das Bild des Löwen verändert. »Was geschieht?«, frage ich. »Was tut er, was zeigt dir dein Sonnenlöwe?« Tom konzentriert sich. Etwas erschrocken sagt er dann: »Ich sehe, wie der Löwe jagt und ein Tier tötet. Und jetzt wechselt das Bild. Er kämpft mit einem anderen Löwen, der sein Rudel bedrohte«. Tom kann damit erst nichts anfangen, aber dann fließt es: »Der Sonnenlöwe hilft mir auch, zu tun, was getan werden muss, was nötig ist, um zu bestehen. Auch wenn das manchmal Härte zeigen heißt oder Kampf«. Tom bewundert den Sonnenlöwen und fühlt sich geehrt, dass er ihn als Krafttier haben darf. »Ich spüre ihn neben mir, seine Kraft, seine Wärme und das Sonnengold.«

Neuer Seelenvertrag: »Ich lebe meine Kraft und Stärke für alle zum Besten.«

Thema/Problem: dauernde Auseinandersetzungen in der Ehe

In der Ehe von Evi und Jürgen gibt es zunehmend heftige Auseinandersetzungen. Meist entflammt der Streit um die berühmten Kleinigkeiten, aber auch rund um die Hundeerziehung und regelmäßig bei gemeinsamen handwerklichen Arbeiten. Was beide entsetzt, ist, wie viel Wut hochkommt, obwohl es oft um Belanglosigkeiten geht und auch, dass sie am Ende meist hilflos in einer Sackgasse landen: Keiner wollte es, keiner kann es erklären, aber beide sind verletzt und sauer.

Entstehungsgeschichte des Seelenvertrages von Evi

Als ich in Evis Kammer der Verträge komme, zeigt sich mir zuerst das schattenhafte Bild einer langen Reihe von Frauen, die versetzt hintereinanderstehen. Ich verstehe: Evis Vertrag stammt aus der Frauenlinie ihrer Familie.

Das Schattenbild verschwindet, und es zeigt sich das Bild einer Frau mit aufgesteckten Haaren und einem spitzenbesetzten langen Kleid. Vor ihr steht eine Abordnung von Männern, die ihr verkünden, dass ihr Mann den Besitz in den letzten zehn Jahren nach und nach an die Wand gefahren habe. Mit jedem Jahr habe er sich wirtschaftlich mehr verrannt. Sie müsse binnen 24 Stunden das herrschaftliche Gut räumen, und ihre Kinder würden unter Vormundschaft gestellt. Sie schreit verzweifelt auf: »Warum hat er mir nichts davon gesagt?« Einer der Herren legt ihr tröstend die Hand auf den Arm: »Frauen verstehen nichts von diesen Dingen. Packen Sie jetzt. Haben Sie einen Ort, wo Sie hinkönnen?« Die Frau schüttelt den Kopf. Alles Blut ist aus ihrem Gesicht gewichen.

Seelenvertrag von Evi: *»Wer sich auf einen Mann verlässt, ist verlassen.«*

Dieser Seelenvertrag wirkt in Evi und damit auch auf ihren Mann wie ein ewiger, unterschwelliger Vorwurf, etwas, was immer mitschwingt. Als Evi den Seelenvertrag aufgeschrieben und einmal laut nachgesprochen hat, schüttelt sie ungläubig den Kopf: »Genau das ist es, ich konnte bloß nie den Finger darauf legen! Im Grunde bin ich wirklich der Meinung, dass alle Last unseres Lebens auf meinen Schultern liegt, weil ich mich nicht wirklich auf ihn verlassen kann. Darum wollte ich auch bisher kein Kind. Irgendwie habe ich ihn neben aller Liebe auch immer irgendwie verachtet, für diese Schwäche, dass er eben ist wie er ist: ein Mann. Verrückt, oder?« Jetzt bin ich dran mit Kopfschütteln: »Gar nicht verrückt. Sie hatten bis jetzt einen Seelenvertrag, der das als die Wahrheit auswies und natürlich einen Mann anzog, dessen eigener Vertrag höchstwahrscheinlich Ihrem Seelen-Glaubenssatz in die Hände spielt – Töpfchen und Deckelchen«.

Wir sind also beide sehr gespannt auf den Seelenvertrag, den ich bei und für Jürgen finden würde. Aber erst einmal geht es darum, Evis Heilprozess zu vollenden.

Als ich Evi frage, ob sie ihren Vertrag denn lösen wolle und könne, verschränkt sie zu ihrer eigenen Überraschung die Arme vor der Brust, presst fest die Lippen aufeinander und ... schweigt. Dann fragt sie mit einer Stimme, in der so viel Schmerz und Zorn schwingt: »Was soll das bringen? Dass ich mich nachher von meinem Mann trennen muss, weil ich einen suche, auf den ich mich verlassen kann?« Ich erkläre ihr, dass das Lösen des Vertrages sie frei machen wird, ihren Mann so wahrzunehmen, wie er ist, und ihm auch die Chance auf Veränderung zu geben. Zudem nimmt die Schließung ihrer Lichtkörperwunde viel Zündstoff aus der Beziehung, eben weil es nicht mehr wehtut, wenn der andere dort berührt. Und wenn dann noch Jürgen ebenfalls seines in die Heilung gibt, sind das die besten Voraussetzungen für ein gutes Miteinander. Natürlich ist so eine beiderseitige Seelenvertragsheilung kein Zauberstab, der das Zusammensein völlig belastungsfrei macht.

Aber es nimmt viel Last aus dem seelischen »Beziehungsrucksack«, sodass es insgesamt leichter wird, andere Belastungen besser getragen oder verarbeitet werden können, und da, wo Bürde weg ist, mehr Raum für Liebe entsteht.
Evi nagt an ihrer Unterlippe und starrt konzentriert vor sich hin. Dann hebt sie ruckartig den Kopf und sagt »So wirklich überzeugt bin ich noch nicht, aber ich kann sehen, wie unfair es Jürgen gegenüber ist – oder welchem Mann auch immer. Also weg mit dem Vertrag!«
Der Prozess des Verbrennens macht Evi dann unerwartet viel Spaß, und sie genießt es sichtlich, den Vertrag in den Flammen zu Asche zerfallen zu sehen. Als alles verbrannt ist, schließt Evi die Augen, atmet tief ein und aus und spürte nach. »Es fühlt sich an«, meint sie nach einer Weile, »als ob ich viel mehr Platz zum Atmen hätte. Leichter. Es ist leichter, den Kopf hochzuhalten«.

Verlorener Seelenanteil von Evi

In Evis Kammer der Gnade tritt mir eine sehr strenge Frau in Schwarz entgegen. Das kommt mir seltsam vor, und darum frage ich sie: »Bist du Evis verlorener Seelenanteil?« Sie schüttelt knapp den Kopf und weist tiefer in das Innere der Kammer hinein. Ich gehe also ein Stück weiter und treffe auf eine junge Frau, die lachend auf einer Schaukel sitzt und hoch und höher fliegt. Wie Evi später wahrnimmt, bringt ihr diese junge Frau die Unbeschwertheit zurück, die Lebensfreude und den Spaß daran, auch einmal etwas zu wagen. Als Evi dann ihren Seelenanteil aus dem Stein heraus in sich aufnimmt, breitet sie innerlich weit die Arme aus und beginnt zärtlich zu lächeln. »Wunderschön«, sagt sie innig und legt den Stein behutsam zur Seite.

Seelengeschenk von Evi

Auf dem Tisch der Geschenke finde ich für Evi einen Umhang aus weinrotem Samt. Wenn sie ihn umlegt, spürt sie ganz bewusst das Vertrauen in sich und andere. Und sie fühlt sich geborgen, ganz umfassend, ... wie vom Leben selbst umhüllt.

Krafttier/Seelenhelfer von Evi

Als Krafttier kommt ein Rabe, der sich, als Evi den Stein mit seiner Energie aktiviert, auf ihrer rechten Schulter niederlässt. »Er ist klug«, sagt mir Evi, »und er hilft mir dabei, Wahrheit und Unwahrheit voneinander unterscheiden zu können, auch selbst wahrhaftig zu sein«. Der Rabe zeigt Evi auch, dass er immer im Verband lebt, in dem einer den anderen hilft und umgekehrt. »Er wird mich lehren, dass ich nicht alles allein schaffen muss und dass ich mir helfen lassen darf«.

Neuer Seelenvertrag von Evi

Evi versucht es zuerst mit »Ich lerne, Männern zu vertrauen und sie zu achten«. Sie sieht ganz schnell, dass sie damit nicht Tatsachen herstellt, sondern beim Erlernen stecken bleibt. Außerdem: Ist das ein leuchtender und dienlicher Lebensleitstern, Männern zu vertrauen? »Da verpflichte ich mich ja, naiv zu sein!«, erkennt Evi ganz richtig. Sie überlegt, dass sie »sich nicht verlassen« will, sondern ganz bei sich sein, im Vertrauen wurzeln. Sie spürt noch einmal in das Gefühl, wenn sie ihr Seelengeschenk, den Umhang, umlegt und der Rabe auf ihrer Schulter sitzt. Und so kommt sie nach einigem Herumprobieren zu ihrem neuen Lebens-Leitstern:

»Ich bin geführt und geborgen.«

Ein paar Tage später ist Evis Mann Jürgen an der Reihe. Jürgen bläst unter anderem in den Stein, dass es ihn verrückt macht, dass sie ständig an ihm herumkritisiert, und er dauernd das Gefühl hat, dass er ihren Erwartungen nicht entspreche.

Entstehungsgeschichte des Seelenvertrages von Jürgen

Jürgens Seelenvertrag stammt aus seiner Kindheit. Seine Eltern haben sich schon früh getrennt, und er hat bis zu seinem achten Lebensjahr nur eine Mutter gekannt, die zutiefst unglücklich war. Er versuchte alles, damit sie nicht mehr traurig war. Aber egal, wie brav er war, welche Kostbarkeiten er ihr von seinen Streifzügen aus dem Garten mitbrachte oder wie eisern er immer den kleinen Sonnenschein und lustigen Clown mimte – am Abend, wenn sie ihn im Bett glaubte, saß sie doch im dunklen Wohnzimmer, rauchte und weinte. Was auch immer sich der kleine Jürgen einfallen ließ, eines wurde immer klarer: Seine Person, seine Liebe und sein Bemühen waren für seine Mutter nicht genug, um Freude und Glück zu spüren.

Seelenvertrag von Jürgen: »Ich genüge nicht.«

Evis ständige unterschwellige und immer öfter auch offene Missbilligung, die durch ihren Seelenvertrag entsteht, trifft direkt auf Jürgens wundesten Punkt: seinen bitteren Seelenvertrag »Ich genüge nicht«. Er fühlt sich permanent angegriffen und das seiner Meinung nach auch noch zu Unrecht. Er wehrt sich nach Kräften. Außerdem sammelt sich in ihm jede Menge Wut über die schreckliche Abwertung, die er als Urteil über sich in sich trägt, und sobald die Wunde berührt wird, platzt der Wutballon und entlädt sich nach außen.

Beide, Evi und Jürgen, kämpfen erbittert miteinander - aus zwei Scheinwahrheiten heraus, die in ihrem Lichtkörper gespeichert sind.

Verlorener Seelenanteil von Jürgen

Jürgens verlorener Seelenanteil ist ein von hellem Licht umgebener, strahlender König. Bei Seelenrückholungen zeigen sich die verlorenen Seelenanteile sehr oft als König oder Königin, denn eines unserer Hauptthemen, die es zu heilen gilt, ist, in unsere eigene Größe zu treten, unsere ganze Macht anzuerkennen, unser volles Licht strahlen zu lassen, unsere Würde und unser Königreich »Welt« wieder zu uns zu nehmen und den Reichtum zu sehen, der uns eigen ist. Der strahlende König bringt Jürgen die Macht zurück, Dinge zu verändern, ins Leben zu rufen und weise zu benutzen.

Ich frage: »Verlorener Seelenanteil, strahlender König, was verändert sich in Jürgens Leben, wenn du wieder bei ihm bist?« Jürgen hält den Stein mit seiner Seelenanteil-Energie fest an seinen Solarplexus, und dann richtet er sich plötzlich sehr gerade auf und sagt: »Er geht aufrecht und aufrichtig. Er ist viel mehr er selbst und fühlt sich wohl in seiner Haut«.

Als Jürgen seinen verlorenen Seelenanteil zu sich nehmen will, stutzt er und sagt: »Das geht irgendwie nicht. Also irgendwie will der König das nicht«. Verwirrt öffnet Jürgen die Augen und schaut mich ratlos an: »Evi hat gesagt, das geht ganz automatisch und dass ihr Seelenanteil regelrecht in sie hineinglitt«. Ich erkläre ihm, dass das nicht immer gleich ist, und wenn ein Seelenanteil noch nicht zurückkommen will, das meist einen guten und durchaus üblichen Grund hat: Er will erst zurückkommen, wenn sein Thron bereit ist, das heißt, der neue Seelenvertrag geschlossen ist.

Seelengeschenk/Krafttier/Neuer Seelenvertrag

Mithilfe von Jürgens Seelengeschenk, einem Zauberstab, der für ihn und andere sichtbar macht, wie viel Liebe, Mitgefühl, Unterstützung und Stärke von ihm ausgeht sowie seinem Krafttier Schmetterling, das überall, wohin er kommt, Freude und Positives auslöst, erschaffen wir Jürgens neuen Seelenvertrag:

»Kraftvoll und voller Freude strahle ich mein Licht in die Welt«.

Es gibt noch einiges zu tun und zu heilen in Evis und Jürgens Lichtkörper – vor allem Wunden, die ihre Weiblichkeit und seine Männlichkeit betreffen. Trotzdem hat sich mit den neuen Verträgen für beide grundlegend etwas verändert und zwischen ihnen deutlich verbessert. Ihr Zusammenleben hat immer noch Zündstoff und Stolpersteine, aber mit den neuen Verträgen steht ihre Ehe nicht mehr ständig auf der Kippe, und das Wort »Trennung« schwebt nicht mehr bei jeder Auseinandersetzung wie ein Damoklesschwert über ihnen.

Thema/Problem: Partnerschaften halten nicht.

Joe fängt seine Partnerschaften immer mit viel Enthusiasmus an, investiert viel Gefühl, und eigentlich ist alles rosarot und himmelblau – bis Joe nach einer gewissen Zeit anfängt, sich eingeengt zu fühlen, fremdzugehen, launisch und gereizt zu werden und Ähnliches mehr. Joe hat schon einiges an Bewusstseinsarbeit daran getan. Ihm ist deshalb inzwischen klar, dass es nicht an den Frauen liegt, die er sich aussucht. Auch das Verhältnis zu seiner Mutter und seinem

Vater ist richtig gut, seine Eltern haben ihm ein gesundes Selbstwertgefühl vermittelt, und seine Kindheit war bis auf den tragischen Todessturz seines Hamsters ungetrübt. Trotzdem hält er auf Dauer diese Beziehungen einfach nicht aus, und er kann es sich einfach nicht erklären.

Entstehungsgeschichte des Seelenvertrages

Als ich die Kammer der Verträge betrete, ist sofort, ganz vorne und die Kammer füllend, ein junger Mann da, der seine sterbende Frau in den Armen hält. Direkt daneben hängt ein übergroßes Stück Pergament, gesiegelt und mit Blut unterzeichnet:

Seelenvertrag: Ich werde niemals eine andere Frau lieben als dich!

Ein Schwur also, der über den Tod hinausreicht. Dieser Schwur, der in Joes Lichtkörper gespeichert ist, verunmöglicht es ihm, sein Herz und seine Liebe einer anderen Frau zuzuwenden. Sobald eine Beziehung »ernst« zu werden droht, schützt sich Joe unbewusst davor, eidbrüchig zu werden: Er wird unausstehlich oder erschafft immer andere Gründe, um eine Beziehung zu beenden bzw. verlassen zu werden.

Nun hat Joe nicht das erste Mal mit der Lösung von Seelenverträgen zu tun und kennt den Weg, den Vertrag dem transformierenden Feuer zu übergeben. Darum hinterfragt er sofort und genau richtig diesen Schritt: »Ich kann doch den Schwur jetzt nicht einfach lösen - dann bin ich ja genauso eidbrüchig, wie wenn ich eine andere Frau geheiratet hätte!« Das ist völlig zutreffend. Darum ist bei Schwüren und Flüchen oft angezeigt, auf den Linien der Zeit zurückzureisen und den ursprünglichen Verursacher von Schwur oder Fluch zu finden. Es ist dann Aufgabe des Schamanen, auf der Seelenebene mit diesem »Vertragspartner« zu verhandeln. Ziel des Gesprächs oder der Verhandlung ist natürlich, dass der- oder diejenige einverstanden ist, einen Fluch aufzuheben oder von einem Schwur zu entbinden. Also reise ich noch einmal in die Unterwelt und schildere dem Hüter die Sachlage sowie mein Anliegen, an den Ort und in die Zeit des Liebespaares zurückzugehen. Ich finde die junge Frau, und Verhandeln ist gar nicht nötig. Als sie hört, wie sehr Joe in seiner Welt unter den Auswirkungen des Schwurs leidet, wie einsam er ist und für wie viele junge Frauen die Einhaltung des Schwurs großes Herzleid bedeutet hat, ist sie in erster Linie erschrocken und dann voller Mitgefühl. Sie bittet mich, Joe auszurichten, dass er den Schwur mit ihrem Segen lösen soll und dass er im Namen der Liebe einer Frau so großes Glück bereiten soll, wie sie es erleben durfte.

Häufig hat sich bei einem Schwur- oder Fluch-Seelenvertrag kein Seelenanteil abgespalten, und auch bei Joe ist zu diesem Thema keine Seelenrückholung nötig.[13]

Joe ist von der Nachricht der jungen Frau sehr bewegt. Er möchte gerne allein sein, wenn er den Schwur einem zeremoniellen Feuer übergibt. Später erzählt er mir, dass er in einer Feuerschale auf seiner Terrasse ein richtig großes Holzfeuer entzündet hat. Er hatte auch noch zwei wunderschöne dunkelrote Rosen und eine weiße Rose gekauft. Als er das Papier mit dem Schwur in die Flammen legt, gibt er auch eine der Rosen mit ins Feuer. Die Rose ist für die junge Frau aus der

13 *Wenn Sie für sich selbst diese schamanische Heilreise unternehmen, zeigt Ihnen eine leere Kammer der Gnade, dass kein Seelenanteil verloren gegangen ist.*

anderen Zeit und soll ihr seinen Dank und seinen Segen aus ganzem Herzen übermitteln. In die weiße Rose bläst er mit seinem Atem seine Entschuldigung und seine Segenswünsche für all die Frauen, denen er durch seinen Seelenvertrag unwissentlich und ungewollt Schmerz bereitet hat. Als Schwur und Rosen völlig verbrannt sind, holt Joe seine Gitarre und spielt Liebeslieder. Nicht die traurigen Sehnsuchtslieder, die er bisher so mochte, sondern umarmende, innige Botschaften an die Frau seines Herzens – die ja nun in seinem Leben erscheinen kann und wird. Für sie ist auch die zweite Rose, die er zuletzt auf die Glut legt. Joe sagt mir, dass er so intensive Gefühle bei diesem Feuer hatte und sein Herz so sehr und so lebendig gespürt hat, dass er das nie vergessen wird.

In der folgenden Sitzung hole ich dann noch das Seelengeschenk und das Krafttier für Joe.

Seelengeschenk

Joe bekommt als besonderes Geschenk aus der anderen Welt ein kleines Paar Flügel. Auf meine Frage, was denn die besonderen Gaben des Seelengeschenks seien, bekommt Joe keine Antwort. Darum frage ich das Geschenk, was Joe denn mit ihm tun solle. Jetzt bekommt er umgehend Antwort: »Ich soll sie anlegen ... das ist aber seltsam, die sind so klein. Wenn ich die an meinem Rücken festmache, das ist doch komisch!« Also frage ich genauer nach: »Seelengeschenk, Flügel, wo soll Joe euch befestigen?« Joe schweigt einen Moment, aber dann erhellt sich seine ganze Miene: »Okay, jetzt verstehe ich: Ich soll die Flügel an meinem Herzen befestigen!« Ich bitte Joe, genau das mittels seiner Vorstellungskraft zu tun. Als er die Flügel an seinem Herzen befestigt hat, lacht er laut auf. »Was geschieht?«, frage ich ihn. Und

Joe antwortet lächelnd »Mein Herz beginnt zu singen!«. »Es ist frei«, sagt er dann noch abschließend mit einem tiefen Ausatmen.

Krafttier

Joes Krafttier ist ein Puma. Mit seiner speziellen Verbindung zu Sonne und Mond, seiner Weisheit und Entschlossenheit hilft er Joe, seine Träume zu leben. Ich frage den Puma, ob Joe ihn irgendwie speziell rufen soll oder ob er immer bei ihm ist. »Er ist da, immer, ganz nah bei mir, und zwar solange ich ihn brauche. Wenn er verschwindet, ist es für mich ein Zeichen, dass ich das neue Sein vollständig ins Leben gebracht habe.« Joe bedankt sich bei seinem Krafttier und nimmt es aus dem Stein zu sich.

Neuer Seelenvertrag: »Ich lebe die Liebe, dankbar und frei.«

Thema/Problem: Eifersucht

Seine Frau Svenja sagt, Patricks Eifersucht mache ihre Ehe kaputt. Patrick sagt, dass sich bei ihm wie ein Schalter umlege, wenn er Svenja mit anderen Männern zusammen sehe oder nicht wisse, wo sie sich aufhalte. »Das ist doch krank!«, klagt Patrick bei mir. »Ich denke, ich würde Svenja mein Leben anvertrauen, aber offensichtlich vertraue ich ihr gar nicht! Es ist, als ob ich gar nicht mehr ich selbst wäre: Ich kontrolliere sogar ihre SMS, wenn sie ihr Handy liegengelassen hat, und eigentlich kriegen wir auf jeder Party Krach miteinander. Ich will so gar nicht sein, aber ich kann es nicht abstellen!«

Entstehungsgeschichte des Seelenvertrages
Die Wurzel von Patricks Problem liegt bei seinem Urgroßvater Ernst, der in den Nachkriegsjahren einen schweren Schock erlitt: Nur der Gedanke an seine Frau und sein Kind hatte ihn irgendwie über die Gräuel des Krieges gebracht und ihm die Kraft gegeben, auch in den Jahren der Kriegsgefangenschaft nicht die Hoffnung zu verlieren. Doch wie so viele Spätheimkehrer fand er zu Hause nicht nur Frau und Sohn vor, sondern auch einen Fremden, der seinen Platz eingenommen hatte, einen Fremden, der seine Frau küsste und den sein Kind »Papa« nannte, so, als würde es ihn, Ernst, gar nicht geben und als hätte es ihn auch nie gegeben.

Seelenvertrag: »Alles Schlangen sind die Weiber, nicht treu im Herzen und nicht die Leiber.«

Während Patricks Vater von diesem Seelenvertrag völlig unberührt blieb, hat Patrick ihn geerbt und ist damit unfähig, seiner Frau zu vertrauen. Patrick schreibt den Vertrag auf und kommentiert ihn zuerst mit Augenzwinkern und einem leicht hingeworfenen: »Das klingt ja wie so eine Stammtischweisheit brühwarm aus dem Wirtshaus!« Er starrt auf das Papier und sagt dann leise: »Doch, ich kenne diesen Vertrag. Es sind nicht genau die Worte, die ich denke, die sind ja nun eher altmodisch, aber ...«. Er schaut auf, und in seinen Augen steht der blanke Schmerz: »Den Inhalt, das, was sie bedeuten, das habe ich in den letzten Jahren sicher 1000 Mal gedacht.« Patrick verbrennt seinen Seelenvertrag fast zornig, und die Unmengen von Rauch, die sich dabei entwickelten, lassen ihn husten, seine Nase laufen und seine Augen tränen, aber er gibt nicht nach, bis nur noch weiße Asche übrig ist.

Verlorener Seelenanteil

Der Teil, der sich damals vom Seelenpotenzial von Patricks Urgroßvater abgespalten hat und durch die Vererbung auch Patrick fehlte, ist ein alter Eskimo. Er sitzt vor seinem Feuer, und 1000 Fältchen und Linien durchziehen sein braunes Gesicht. Er sagt Patrick, dass er ihm einen Schatz zurückbringe, einen Schatz, der die Jahrtausende überdauert habe und dabei nie etwas von seiner Kostbarkeit eingebüßt habe: »Es ist das Wissen, dass du unersetzlich bist, dass der Platz, den du auf diesem Planeten bekommen hast, von niemand anderem ausgefüllt werden kann«.

»Was verändert sich für Patrick, wenn du wieder bei ihm bist?«, frage ich den weisen Alten. Patricks Stimme zittert, als er die Antwort für mich laut ausspricht: »Die Angst geht weg. Und die Traurigkeit«. Der alte Eskimo gibt Patrick noch mit, dass er ihn immer um Rat fragen kann. Patrick nimmt seinen verlorenen Seelenanteil wieder in sich auf. Er spürt ihn im Bauch. Es ist ein warmes Gefühl, wie eine Wärmflasche, die innen aufliegt.

Seelengeschenk

Patrick wählt für sein Seelengeschenk einen Rosenquarz und bläst die Flamme, die er bekommen hat, kräftig hinein. Er führt den Stein zu seinem Wurzelchakra und gibt mir ein Zeichen, dass ich beginnen kann zu fragen. »Flamme, Seelengeschenk für Patrick, was bringst du ihm?« Die Flamme sagt, dass sie Vertrauen bringe. Und dass Patrick sie in sein Wurzelchakra setzen solle und sie nähren, damit sie wächst und stärker wird. Patrick folgt der Anweisung und registriert verwundert, dass die Flamme nicht vorne sitzt und in den Bauch hineinlodert, sondern hinten, im Rückgrat. Er spürt wie das Licht der Flamme sich die Wirbelsäule hinauf ausbreitet. »Wie kann ich dich nähren?«, fragt

Patrick die Flamme, und sein Seelengeschenk antwortet in einer Art Singsang: »Singe«. Nachdem Patrick die Flamme noch einmal ganz bewusst in sich willkommen geheißen hat und die Augen wieder geöffnet hat, frage ich ihn, ob er mit der Antwort »Singe« denn etwas anfangen könne. Patrick wirkt fast verlegen, als er gesteht, dass er schon lange den Traum habe, sich über seine Stimme auszudrücken, sich aber bis jetzt nicht getraut habe, zu singen.
Daraufhin zeige ich Patrick, wie er mit verbundenen Augen und dem Summen mit geschlossenem Mund sich dem Tönen und dem Gebrauch seiner Stimme nähern kann. Für ihn ist es ganz neu, keine vorgefassten Lieder und Melodien zu singen und nicht darauf zu zielen, etwas Harmonisch-Melodiöses zu produzieren. Es ist der Einstieg in magisches Lichtsingen, und Patrick spürt schon bei dieser kurzen Einführung, wie seine Flamme reagiert. Er freut sich auf die Aufgabe, an jedem Tag der 21-tägigen Integrationszeit seine Stimme erklingen zu lassen.

Krafttier/Seelenhelfer

Der Schimpanse, den ich Patrick als Krafttier mitbringe, hilft ihm, seine Partnerschaft unbeschwert und vertrauensvoll zu leben. Während wir das Steingespräch mit ihm führen, kaut er gelassen an einem Halm, schaukelt zwischendurch an einem Ast und schwingt sich dann zu seiner Familie hinüber, wo seine Gefährtin beginnt, ihn hingebungsvoll zu lausen. Und er sagt, dass Patrick nur mit der Faust auf sein Herz klopfen solle, und er werde da sein.

Neuer Seelenvertrag: »Ich bin einzigartig, und meine Liebe ist ein Schatz.«

Thema/Problem: Potenzstörungen

Xaver traut sich schon seit Jahren nicht mehr, eine Partnerschaft einzugehen, weil sich jedes Mal, wenn es intim wird, seine Manneskraft in Luft aufzulösen scheint. Medizinisch konnten die Erektionsstörungen weder erklärt noch behoben werden. Als Xaver von der Arbeit mit Seelenverträgen hört, klingelt es sofort bei ihm, denn er glaubt, dass er den Grund für sein Problem kennt.

Entstehungsgeschichte des Seelenvertrages

Als kleiner Junge wurde er immer von seinen älteren Cousins gebadet, und die machten sich jedes Mal ausgiebig über seinen Penis lustig: dass er winzig wäre, ein Witz, und Xaver niemals ein richtiger Mann. An diese herben Spottsituationen erinnerte er sich aber erst wieder völlig klar, als er mit 17 einer Sportmannschaft beitrat. Eines Tages im Duschraum schaute einer der Spieler verächtlich an ihm herunter und meinte lachend: »Kein Wunder, dass du so viel Zeit zum Trainieren hast: Mit dem winzigen Ding wirft dich jede Frau hochkant aus dem Bett!« Da kam dann in Xaver nicht nur eine Flut von Scham und Demütigung hoch, sondern auch die Erinnerung an das vernichtende Urteil der Cousins über seine Männlichkeit. Xaver hat trotzdem zweimal probiert, mit einer Frau zu schlafen, und beide Male konnte er keine Erektion halten – allein schon aus Angst, was die Frauen sagen würden, wenn sie ihn nackt sähen. Den Wortlaut seines Seelenvertrages kennt er seitdem:

Seelenvertrag: »Ich bin kein richtiger Mann und kann eine Frau niemals glücklich machen.«

Xaver traut sich zu, die schamanische Heilreise allein zu machen, da er den Seelenvertrag ja schon kennt. Aber Achtung: Xaver hat seinen

Vertrag tatsächlich klar und eindeutig im Kopf. Wenn Ihnen ebenfalls Ihr Seelenvertrag bewusst ist, sollten Sie dennoch auch in die Kammer der Verträge reisen, um das zu überprüfen. Nicht selten fehlt ein wichtiger Aspekt in der bewussten Erinnerung, oder es könnte einen noch größeren Seelenvertrag geben, der hinter diesem steht und der eine viel umfassendere Wirkung hat.
Auch Xaver reist sicherheitshalber in die Kammer der Verträge und findet dort, wie erwartet, seinen erinnerten Seelenvertrag.

Verlorener Seelenanteil

Als Xaver die Kammer der Gnade betritt, schwebt dort eine strahlende Kugel aus reinem Licht. Weil Xaver eine mehr oder weniger menschliche Gestalt erwartet hat, ist er einen Moment verunsichert. Er fragt das Licht: »Bist du mein verlorener Seelenanteil?« Weder hört noch fühlt er eine Antwort. Das Licht scheint lediglich intensiver zu leuchten. Xaver wendet sich an den Hüter um Hilfe. Der nickt ihm ermutigend zu und rät, eine Antwort »in der Sprache dieses Lichts« zu erbitten. Das bedeutet, Xaver solle das Licht bitten, heller zu werden, wenn es der gesuchte Seelenanteil ist, und dunkler, wenn es das nicht ist. Nachdem Xaver diese Bitte ausgesprochen hat, wird es in der Kammer so gleißend hell, dass er das Gefühl hat, gar nichts mehr sehen zu können vor lauter Helligkeit – aber die Antwort ist damit eindeutig. Er nimmt die Lichtkugel mit sich und will gerade gehen, da macht ihm der Hüter ein Zeichen. Er weist auf die Kammer, und jetzt fällt es Xaver auch wieder ein: Auch wenn er beim Betreten der Kammer der Verträge keine Darstellung der Ursprungssituation wahrgenommen hat, weil er sich gleich der Vertragssuche zuwendete, sollte das Schmerzliche an der gespeicherten Erinnerung mit goldenem Licht geheilt werden. Xaver stellt sich neben den Hüter, um die Kammer mit dem göttlichen Licht zu durchfluten, da beginnt die Kugel wieder, so zu strahlen, dass

die Kammer augenblicklich von weißgoldenem Licht erfüllt ist, das wie mit dem zarten Klang von Glöckchen schwingt.
Diese Lichtkugel, erfährt Xaver bei der späteren Befragung, bringt ihm die Liebe zu seinem Körper zurück. Wie von der Kugel aufgefordert, legt Xaver die Lichtkugel auf den Boden zwischen seine Füße, und schon spürt er, wie das Licht in den rechten und linken Fuß eintritt, sich in den Beinen ausbreitet und weiterstrahlt, bis es schließlich seinen ganzen Körper erfüllt. Verwundert registriert Xaver seinen Gedanken, dass sich das so angefühlt hat, wie er sich Sexualität vorstellt.

Seelengeschenk

Als Xaver an die Tafel der Geschenke tritt, scheint sie leer zu sein. Intuitiv hebt er die Lichtkugel, damit ihre Stahlen wie ein Scheinwerfer den Tisch erhellen – und da sieht er ihn plötzlich: Er liegt nicht auf der Tischplatte, sondern lehnt aufrecht daran. Es ist ein Druidenstab, mannshoch, aus poliertem, seltsam geformten Holz, mit Zeichen und Symbolen beschnitzt und einem eingelassenen Kristall am oberen Ende.
Später enthüllt ihm der Stab, dass er ihm Selbstbewusstsein, Kraft und die Seelenverbindung mit der Lebenserfahrung einer langen Linie ehrenvoller, geachteter und geliebter Männer bringe. Xaver hat auch ausprobiert, was geschieht, wenn er den Stab in die Hand nimmt und weiß, dass diese Kraft sein ganzes Leben verändert. Der Stab wirkt wie die Öffnung eines Energiekanals, der die ganze Zeit für Xaver verschlossen war.

Krafttier/Seelenhelfer

Am Krafttierplatz erwartet Xaver einen Helfer, der mit starken männlichen Attributen ausgerüstet ist, also vielleicht einen Löwe oder auch einen Tiger. Umso überraschter ist er, als da etwas Kleines, Glitzerndes angeschwebt kommt. »Eine Libelle«, denkt Xaver, aber das Etwas lässt sich auf seiner Fußspitze nieder, und durch all das farbige Geglitzer sieht Xaver dann doch, dass es sich eindeutig um eine Art Elfe handelt - auch wenn er zweimal hinschauen muss, weil er glaubt, er hätte sich geirrt. Auch beim späteren Steingespräch ist Xaver skeptisch, was er mit dieser Seelenhelferin soll, die ihm, ehrlich gesagt, als Begleiterin für ein kleines Mädchen in pinkfarbenem Röckchen geeigneter erscheint. Doch als er ihre Antwort auf seine Frage, was sie ihm mitbringt, hört, ist er fassungslos. Die Tränen laufen ungehindert, und gleichzeitig muss er lachen. Die Antwort lautet: »Ich helfe dir, den Zauber der Liebe zu erleben«. Dankbar nimmt er die kleine Glitzerelfe in sich auf. Dennoch erzählt er lieber niemandem, dass er als Seelenhelfer eine Elfe hat, die immer auf seiner linken Schulter oder seiner Schuhspitze sitzt. So weit ist er einfach noch nicht ...

Neuer Seelenvertrag: »Ich liebe und werde geliebt, so, wie ich bin.«

Die Auflösung von Xavers altem Seelenvertrag bedeutet nicht, dass plötzlich sein Penis, der tatsächlich eher klein ist, zu wachsen anfängt. Xavers Lebensfessel lag ja auch nicht in der Größe seiner Genitalien, sondern darin, wie er darüber urteilt und welche Auswirkungen das auf sein Liebesleben hat. Sein neuer Seelenvertrag macht ihn frei, Liebe und Lust zu erfahren, zu geben und zu genießen. Nicht sein ehemals ungeliebter Körper ändert sich, sondern Xavers vorbestimmte und festgelegte Erfahrung damit.

Thema/Problem: keine Lust auf Sexualität, Sexualität nicht genießen können

Amelie ist eine so selbstbewusste wie gefühlvolle Frau - und sie hat keine Lust. Ihre Beziehung wäre ideal, wenn es da nicht die Sache mit dem Sex gäbe. Amelie liebt Kuscheln, Schmusen, intensive Nähe - aber sobald die Energie sexuell wird, kommt irgendetwas in ihr nicht mit, schaltet ab oder springt nicht an - sie weiß es nicht genau. Was sie weiß ist, dass sie eigentlich nur mit ihrem Freund schläft, weil er es so liebt, weil es ja nun einmal dazugehört und gesund und wichtig in einer Partnerschaft ist. Und es ist ja auch nicht so, dass sie es furchtbar findet oder eklig. Aber es ist eben immer er, der die Initiative ergreifen muss, und Amelie möchte die Intimität mit ihm genießen können und wirklich als lustvoll empfinden und nicht nur Orgasmen vorspielen.

Entstehungsgeschichte des Seelenvertrages

In der Kammer der Verträge empfangen mich Regen, eine altertümliche Straßenlaterne und eine Kopfsteinpflastergasse voller Unrat und Schmutz. Ein Junge rennt an mir vorbei. Ich halte ihn auf und frage ihn, um was es hier geht. Er deutet nur mit dem Daumen hinter sich in einen dunklen Hauseingang. Dort steht ein junges Mädchen, ein halbes Kind noch, abgerissen und in Lumpen. Sie hat die Hände auf den Bauch gepresst und die knochigen Schultern gekrümmt. Ich weiß, dass sie Magenschmerzen hat von dem nagenden Hunger. Plötzlich sind Schritte auf dem Kopfsteinpflaster zu hören. Das Mädchen richtet sich auf, strafft die Schultern und zwingt sich ein Lächeln auf. Ihre Augen werden eigentümlich leer, als sie mit kokett wiegenden Hüften auf den Mann zugeht, der da die Gasse entlangkommt. An diesem Punkt öffnet sich mir das Wissen um die ganze Geschichte: Das Mädchen lebt in bitterer Armut, und jeder Tag ist ein Kampf ums Überleben. Sie bettelt, sie stiehlt, aber wenn der Hunger zu groß wird, verkauft sie ihren Körper.

Dieses Erleben hat einen heftigen Abdruck[14] im Lichtkörper hinterlassen und zwar, dass Hungern und Körperlichkeit direkt aneinander gekoppelt sind. Diesen Abdruck, diese Lebensinformation hat Amelie in ihrem Lichtkörper in dieses Leben mitgebracht, und darum ist Sexualität für sie auch nichts Schönes und Lusterfülltes, das sie genießen könnte, sondern im Grunde mit Überlebenskampf, Not und Elend verbunden und ein reines Mittel zum Zweck.

Seelenvertrag: »Ich will nie mehr hungern.«

Die Entstehungsgeschichte berührt Amelie sehr. Der Seelenvertrag allerdings ist ihr eher fremd. Trotzdem fühlt sie sich ganz eigentümlich, als sie den Vertrag verbrennt. Sie sagt, in ihr sei eine wilde Lust zu lachen und die Flammen zu schüren. Als der Vertrag nur noch Asche ist, fängt sie plötzlich an zu weinen. »Ich weiß gar nicht warum, aber ich bin so froh, dass es endlich vorbei ist!« Die Asche füllt sie in eine kleine Dose, weil sie sie mit nach Hause zu ihren Pflanzen nehmen will. Seit ich Amelie gesagt habe, dass Pflanzen die Transformationsasche als Dünger sehr gerne haben, möchte sie sie einer ihrer kränkelnden Rosen geben.

---

14 Abdrücke im Lichtkörper bedeuten, dass Erfahrungen und daraus Gelerntes wie ein Fingerabdruck im Lichtkörper gespeichert sind.

Verlorener Seelenanteil

Amelie ist ganz andächtig, als ich ihr erzähle, wie der Seelenanteil beschaffen ist, der damals abgespalten und in Sicherheit gebracht wurde: Es ist eine Göttin, aus deren Brüsten Lebenswasser fließt und deren Schoß aus reinem Licht ist. Auf die Frage beim Steingespräch, was die Göttin Amelie zurückbringt, antwortet Amelie mit bebender Stimme: »Unverletzlichkeit. Unverletzlichkeit des weiblichen Lichts«. »Was verändert sich für Amelie, wenn du, verlorener Seelenanteil, wieder bei ihr bist?« Amelie: »Sie erinnert sich wieder und kann sich aus der Fülle verströmen.«

Seelengeschenk

Amelie erhält einen Schlüssel, den sie vor ihrem inneren Auge kurz hin und her wendet und dann fest sagt: »Es ist der Schlüssel zur Göttin – aber wie benutze ich ihn?« Amelie versucht, ihn dort in sich hineinzunehmen, wo ihr zurückgekehrter Seelenanteil in ihr sitzt, damit er zu seinem »Schloss« kommt, aber das funktioniert nicht. Ich bitte sie, nicht darüber nachzudenken, sondern den Schlüssel direkt zu fragen, wie sie ihn benutzen soll. Amelie ist sehr unsicher über das, was sie hört, aber als ich ihr versichere, dass ich abprüfen werde, ob es ihrer Fantasie entstammt oder die echte Antwort des Seelengeschenks ist, sagt sie zögernd: »Ich soll den Schlüssel schlucken«. Und das tut sie dann auch. »Was geschieht?«, frage ich. Amelie sagt staunend, dass sie eine Art Pulsieren im ganzen Körper spüre. »Als ob jede Zelle aufwacht!«, beschreibt sie es.

Krafttier/Seelengeschenk

Die Libelle verhilft Amelie zu der Freiheit, das Leben mit Freude zu genießen und die Schönheit in sich und um sie herum zu sehen. In der

Zeit nach der Behandlung wird die Libelle für Amelie eine wichtige Begleiterin, mit der sie spricht, sich ihre Magie leiht, wenn sie sich ab und zu wieder nicht so gut spürt oder einfach als Beraterin während der Integrationszeit. Amelie nimmt die Libelle zwar immer auf ihrer Schulter sitzend wahr, aber sie möchte deren Energie so viel wie möglich in ihrem Leben präsent machen und ihr Krafttier ehren. Deshalb hat sie im Internet eine kleine silberne Libelle als Anhänger gefunden, die sie jetzt an einer Kette um den Hals trägt. Außerdem hat sie sich ein Tuch gekauft, das mit bunten Libellen bedruckt ist und benutzt es als Altartuch für ihren Hausaltar.

Neuer Seelenvertrag: »In mir pulsiert die Schönheit des Lebens. Strahlend genieße ich die Gaben der Göttin.«

Amelie kann es auch nach Monaten noch nicht ganz mit dem Verstand begreifen, dass sie dadurch, dass sie einen Vertrag gelöst hat, der mit Hunger verbunden war, ein Gefühl erlebt, das wie ein Frühlingserwachen ist – und sie, Amelie, ist die Frühlingskönigin. Sie spürt, wie die Lust bei jedem intensiven Küssen wie in kleinen Wellen heranbrandet und sich immer ein Stückchen weiter in ihr ausbreitet. Nicht gleichmäßig jedes Mal mehr, aber eben wie in Wellen, manchmal mehr, manchmal weniger. Es ist Bewegung darin, Lebendigkeit. Und Amelie spürt auch die Schönheit, die zwischen ihr und ihrem Liebsten ist, wenn sie sich berühren.

Beruf, Berufung und Materielles

Beispiele für Verträge, die beruflichen Erfolg verhindern, immer ähnliche Probleme am Arbeitsplatz erschaffen, materielle Sicherheit zerstören oder den Weg zur Berufung/Lebensaufgabe versperren; ihre Entstehung sowie ihre Auswirkungen auf das Leben des Vertragsträgers

Thema/Problem: Schwierigkeiten mit dem Geldfluss/ Kunden zahlen nicht.

Thilo ist Kachelofenbauer. Er liebt seinen Beruf, und seine Arbeiten sind im ganzen Umkreis für ihre Hochwertigkeit und Kreativität bekannt. Als Thilo zu mir kommt, liegt es nicht daran, dass »sein Laden nicht läuft« - im Gegenteil, seine Auftragslage ist erfreulich. Thilos Problem ist, dass er in immer gehäufterer Zahl von seinen Kunden kein Geld bekommt. Inzwischen sind so hohe Außenstände aufgelaufen, dass sein Betrieb das bald nicht mehr verkraften kann. Thilo erzählt: »Ich verstehe es einfach nicht: Ich habe zu den meisten Kunden eine super Beziehung, oft entwickelt sich sogar eine Freundschaft daraus. Ich mache meine Arbeit und vor allem auch die Berechnung der Kosten auf Vertrauensbasis, weil ich vorab schlecht sagen kann, wie viel Aufwand es wird - das hängt von so vielen Faktoren ab: der Beschaffenheit des Hauses, den Kundenwünschen, etc. Ich gebe mein Bestes und arbeite so gut und schnell wie möglich. Daraus ergibt sich dann der Preis. Fairness ist für mich wichtig. Klar, will ich auch was verdienen, aber es soll für beide fair sein, das ist mir wichtig. Und manchmal ist mir auch die Freundschaft wichtiger, und ich mache dann auch noch Sonderpreise. Erst ist alles prima, und der Handschlag gilt, und dann, wenn es ans Bezahlen geht, funktioniert alles nicht mehr. Der eine hat den Gerichtsvollzieher vor der Tür und hat es mir nicht gesagt, der andere behauptet, er hätte plötzlich kein Geld mehr, obwohl ich weiß, dass das nicht stimmt. Aktuell behaupten zwei Kunden, der Preis wäre überhöht und verweigern die Zahlung, und einer vertröstet mich seit fast einem Jahr. Ich habe inzwischen Außenstände von über 35000 Euro«.

Als Thilo sein Thema in den Stein bläst, erzählt er auch noch, dass das, solange er angestellt war, nie ein Problem war. Aber mit Eintritt der Selbstständigkeit gab es mit dem Geldfluss von Kunden und auch von seinem anfänglichen Geschäftspartner nur Schwierigkeiten. Als Thilo die Gefühle in den Stein blasen soll, die mit dem Thema verbunden sind, kommt da erstaunlich wenig: »Wenn wieder so ein Zahlungsproblem mit einem Kunden kommt, fühle ich mich schon ein bisschen enttäuscht. Es ist schade und unangenehm«. Ich spreche Thilo darauf an, dass ich es erstaunlich finde, dass es ihm gefühlsmäßig so wenig auszumachen scheint: »Gibt es auch Wut, fühlst du dich im Stich gelassen oder verraten? Spürst du Traurigkeit, oder ist vielleicht auch Hilflosigkeit da?« Thilo spürt nach und sagt dann: »Hmmm ... nein ... na ja, hilflos fühle ich mich dann schon. Aber zornig oder verletzt? Nein«. Ich schaue auf Thilos Lichtkörper und sehe eine Schutzblase um ihn herum. »Fühlt es sich an, als ob du dich schutzisoliert hättest, wie in einer Blase, damit das alles nicht so an dich herankommt?« Thilo bestätigt mir, dass es sich für ihn genau so anfühle, auch wenn ihm das bis heute nie so bewusst war.

Entstehungsgeschichte des Seelenvertrages

Der Junge hat schon in den Anfängen des Krieges beide Eltern verloren. Eine Bauernfamilie wird im Zuge der Kinder-Landverschickung angefragt, den Jungen aufzunehmen. Die Familie hat selbst mehrere Kinder, und, wie es damals öfter geschieht, akzeptiert sie den Jungen nicht in erster Linie aus Mitgefühl, sondern in der Hoffnung auf eine günstige zusätzliche Arbeitskraft. Der Junge wird allerdings genau so behandelt. Er erhält nur das Allernötigste an Kleidung und Essen, und der Bauer nutzt jede Gelegenheit, ihn spüren zu lassen, dass er die Stellung eines Bettlers innehat. Eines Tages fragt der Junge, ob er jetzt, wo die Nächte so kalt würden, eine zusätzliche Decke für sein Lager im Stall bekommen könne. Der Bauer packt ihn am Kragen und schiebt sein Gesicht ganz nah an das des Jungen heran: »Hör gut zu«, brüllt er, »dir steht nichts zu! Nichts außer dem, was wir dir geben. Und dass du überhaupt was kriegst, liegt nur daran, weil wir so herzensgute Leute sind. Hast du das verstanden?« Er schüttelt den Jungen dabei, bis der ein zittriges »Ja, ich habe verstanden!« herausbekommt.

Seelenvertrag: ***»Ich bin ein Bettler und muss leben von dem, was andere mir geben, drum muss ich ihre Herzen bewegen.«***

Dieser Seelenvertrag bewirkt für Thilo eine Wirklichkeit, in der er immer noch die Rolle des Bettlers hat, dem nichts für seine Arbeit zusteht. Deshalb zieht er Kunden an, die sozusagen nach Gutdünken zahlen: weniger, tröpfchenweise, wann und wie sie wollen oder eben gar nichts. Thilo schreckt auch aufgrund seines Vertrages davor zurück, juristisch einklagbare Verträge abzuschließen. Zum einen sagt ihm sein Vertrag, dass er dazu kein Recht habe. Er dürfe nichts verbindlich einfordern – nicht im Vorhinein und auch nicht im Nachhinein. Darum macht er seine Kundenabschlüsse auch immer per Handschlag – und kann sich dann natürlich auf nichts berufen und auch nichts juristisch einklagen. Sein Vertrag sagt ihm sowieso auch, dass der einzige

Weg, überhaupt zu etwas zu kommen, der ist, mit den »Gönnern« eine Beziehung auf der Herzebene zu bekommen. So, wie der Bauer in der Entstehungserinnerung dem Jungen einbläute, dass er nur Almosen erhalte, weil sie so ein gutes Herz hätten. Deshalb ist es für Thilo auch immer so wichtig, mit den Kunden ein freundschaftliches Verhältnis zu entwickeln. Die Isolierungsblase, die Thilo um sich herum geschaffen hat, ist da natürlich ein notwendiger Schutzpuffer, damit all das Demütigende, Entwertende und Verletzende möglichst an ihm abprallt. Wahrscheinlich hat sich der Junge damals eine ähnliche Blase zugelegt, um diese Situation aushalten zu können.

Verlorener Seelenanteil I

Als ich in der Unterwelt prüfen möchte, ob sich durch dieses Ereignis ein Seelenanteil abgespalten hat, kann ich die Kammer der Gnade nicht betreten. Die Tür lässt sich einfach nicht öffnen. Ich frage die Hüterin der Unterwelt, aber diese schüttelt verneinend den Kopf und bedeutet mir, zuerst zur Tafel der Geschenke zu gehen.

Seelengeschenk

Auf der Tafel der Geschenke liegt für Thilo ein Apfel. Mit diesem Apfel in der Hand kehre ich zur Kammer der Gnade zurück. Diesmal öffnet sich die Tür sofort.

Verlorener Seelenanteil II

Thilos verlorener Seelenanteil erscheint in Gestalt eines Königs, der ein goldenes Zepter in der Hand hält. Im Steingespräch erfährt Thilo, dass der König ihm seine Selbstachtung zurückbringt sowie Stärke, Durchsetzungskraft, Autorität und Weisheit.

Als ich frage, was sich für Thilo verändert, sagt der König, dass er nun aufrechter durchs Leben gehe, mit erhobenem Kopf und für sich einstehen könne. Doch als Thilo seinen verlorenen Seelenanteil wieder in sich aufnehmen will, verweigert sich dieser. Ich denke daran, dass ich erst mit dem Seelengeschenk die Tür zur Kammer der Gnade öffnen konnte und schlage Thilo deshalb vor, das Seelengeschenk zu fragen, ob es helfen könne. Der Apfel, das Seelengeschenk, sagt Thilo, dass es zum König gehöre und Thilo es zu ihm bringen solle. In seiner geistigen Vorstellung geht Thilo zu dem König und überreicht ihm den Apfel. »Der König sagt, dass er ihm gefehlt habe«, berichtet Thilo über das, was er in seiner Innenschau sieht, »und jetzt fällt mir auch auf, dass ein König ja ein Zepter UND einen Reichsapfel braucht. Ich lege dem König den Apfel in die freie Hand. Aber es wird gar kein Reichsapfel ... es wird was ganz anderes ...«. Thilo beobachtet gespannt, wie sich der Apfel in einen Baum verwandelt, der wächst, Zweige und Blüten ausbildet und schließlich voller Äpfel hängt. Thilo sagt »Der König ist jetzt bereit, zu mir zurückzukommen – und seine Botschaft ist, dass ich jetzt, wenn er zusammen mit dem Seelengeschenk wieder bei mir ist, die Früchte meiner Arbeit in ganzer Fülle ernten kann.«

Thilo nimmt den verlorenen Seelenanteil samt Seelengeschenk in sich auf, öffnet die Augen und sagt grinsend: »Gebt dem König, was des Königs ist!«

Krafttier/Seelenhelfer

Thilos Krafttier ist ein Wanderfalke. Seine besonderen Heilgeschenke sind Freiheit, Unabhängigkeit und Souveränität.
Als Thilo fünf Tage nach der Heilbehandlung, also noch ganz am Anfang seines Integrations-Sonnenzyklus, ein Treffen mit einem seiner

Kunden hat, ist er zuversichtlich und hat sich mit Aktivierung seines Königs gut gerüstet. Trotzdem hat er mitten im Gespräch das Gefühl, als begänne er, innerlich zu schrumpfen, denn sein Gegenüber tritt in gewohnter Manier sehr dominant auf. Thilo hat sich in weiser Voraussicht den Stein in die Hosentasche gesteckt, den er mit der Falkenenergie informiert hat. Nun ballt er seine Faust um den Stein und sendet in Gedanken den Hilferuf an sein Krafttier aus.

Neuer Seelenvertrag: »Ich lebe aus der Fülle und verdiene alles Gute.«

Es ist nun nicht so, dass sich mächtiges Flügelrauschen erhebt und daraufhin der Kunde ganz spontan Abbitte tut und das Scheckbuch zückt. Aber Thilo ist imstande, sich zum ersten Mal aus der Dominanz eines Kunden und dem Gefühl der Abhängigkeit herauszuziehen. Er hört nicht einfach zu und versucht, ab und zu an die Fairness und die Freundschaft des Kunden zu appellieren, sondern erklärt, dass er an diesem Punkt das Gespräch vertagen möchte und sich wieder melden wird.

Thema/Problem: Schwierigkeiten am Arbeitsplatz/Mobbing

Tahnee hat Schwierigkeiten am Arbeitsplatz. Sie ist 17 Jahre alt, Auszubildende und wird gemobbt, weil sie so dick und schwerfällig ist, leider nicht nur körperlich. Auch im Denken fällt sie dem Chef und den Kollegen negativ durch ihre Trägheit auf. Ihre Mutter versteht das gar nicht, weil Tahnee zu Hause zwar durch ihre Fülle nicht so flink ist, aber ihr Verstand funktioniert gut. Als ich Tahnee nach den Gefühlen frage, die hochkommen, wenn sie die Langsamkeit vorgeworfen bekommt, denkt sie kurz nach und antwortet dann überraschenderweise: »Es fühlt sich irgendwie ... gut an«. Schnell klärt sich auf, dass sich nicht die Vorwürfe und die Gemeinheiten der anderen dazu gut anfühlen, sondern die Langsamkeit, die sich, so beschreibt es Tahnee, wie ein dicker, wattiger Nebel um ihren Kopf legt.

Entstehungsgeschichte des Seelenvertrages

Eine junge Amazone ist reich mit Gaben gesegnet: Sie zeichnet sich in allen Kampfdisziplinen aus, ist schön, musisch hochbegabt und überaus intelligent. Aus diesem Grund ist sie auch die Favoritin der Königin und wird klar als deren Nachfolgerin gehandelt. Als die Königin stirbt und sie tatsächlich den Thron besteigen soll, wird sie Opfer politischer Intrigen und schließlich vergiftet.

Seelenvertrag: »Bin ich dick und dumm, bringt niemand mich um.«

Dass oft Schutzbedürfnis der Hintergrund für Übergewicht ist, ist inzwischen bekannt, zum Beispiel, wenn man ein dickes Fell braucht oder viel Pufferzone, wenn emotionale Wärme selbst erzeugt werden muss oder die Gefühle zu verletzlich sind. Bei Tahnee handelt es sich jedoch um eine besondere Variante: ein Seelenvertrag, der davor schützen soll, durch zu viel Licht den vielleicht tödlichen Neid und das Missfallen anderer auf sich zu ziehen. Tahnee steckt in ihrem ausladenden Körper wie in einem Tarnanzug, einer Verkleidung, die die Funktion einer Ritterrüstung erfüllt: Man erkennt nicht, wer darin steckt, und derjenige in der Rüstung ist gut geschützt. Für Tahnees Leben gilt allerdings, dass sie die Rüstung nicht nach ihrem Willen ablegen oder das Visier lüften kann. Zudem ist Tahnee an sich, was die Anforderungen von Schule und Beruf angeht, eher durchschnittlich begabt. Mit dem Vertrag jedoch rutscht sie vom Durchschnitt hinunter an die untere Grenze.

Mit dem Wortlaut des gefundenen Seelenvertrages kann sie eigentlich nicht viel anfangen. Die Lebenssituation und Gefühle eines Menschen, der strahlt wie ein Stern und alle anderen überstrahlt, sind ihr fremd. Der abschließende Satz ihrer Gedanken jedoch ist markant: »Ich brauche nicht zu leuchten oder so – ich will doch nur, dass man mich in Ruhe lässt!« Trotzdem entschließt sie sich zu einem Versuch und verbrennt den Vertrag.

Verlorener Seelenanteil

Tahnees verlorener Seelenanteil ist ein Mädchen, das genauso aussieht wie Pippi Langstrumpf. Ich habe beim Steingespräch noch gar nicht angefangen zu fragen, da sprudelt Tahnee schon raus: »Pippi war früher mein Liebling, und im Fasching bin ich deshalb auch immer als Pippi gegangen – zumindest, bevor ich so dick war. Sie ist anders als alle anderen, aber das ist ihr egal, weil sie keine Angst haben muss, weil sie ja so stark ist und ihr immer etwas einfällt. Gute Menschen mögen sie, und die anderen machen ihr nichts aus. Sie tut, was sie will und hat jede Menge Spaß, auch wenn sie es nicht immer leicht hat oder sich allein fühlt.« Dem ist schlichtweg nichts mehr hinzuzufügen. Tahnee kennt die Qualitäten und Kräfte ihres verlorenen Seelenanteils offensichtlich ganz genau, und sie kann es gar nicht abwarten, ihren Pippi-Langstrumpf-Seelenanteil wieder zu sich zu nehmen.

Seelengeschenk I

Tahnees Seelengeschenk ist ein kleines Fläschchen aus türkisblauem Glas mit einem fein geschliffenen Kristallstöpsel, und es enthält offensichtlich eine Flüssigkeit. Beim Steingespräch wird schnell klar, dass Tahnee das Fläschchen trinken soll, aber Tahnee findet die Vorstellung gruselig, etwas zu trinken, von dem sie weder weiß, was es ist, noch, was es bewirkt. Sie legt den Stein mit dem Seelengeschenk entschlossen wieder auf den Tisch. Sie ist enttäuscht. Ich schlage Tahnee vor, einfach mit ihrem Krafttier weiterzumachen und eventuell später noch einmal zu sehen, was man mit dem Fläschchen macht.

Krafttier/Seelenhelfer

Tahnees Krafttier ist ein Fuchs, der ihr zuzwinkert, sich ein paar Mal im Kreis dreht und ihr sagt, dass er helfen werde, Möglichkeiten und Lösungen zu finden, die Körperträgheit auszutricksen. Für Tahnee wird sich durch die Begleitung und die Hilfe des Fuchses ändern, dass sie sich so hilflos fühlt. Als Tahnee den Fuchs zu sich genommen hat, spürt sie ihn sehr deutlich – manchmal an ihrer Seite, manchmal vor sich, und sie findet ihn wunderbar als Begleiter.

Seelengeschenk II

Tahnee ist einverstanden, noch einmal zu dem Fläschchen zurückzukehren. Sie ist jetzt doch neugierig geworden. Ich schlage ihr vor, ihre Pippi Langstrumpf und auch den Fuchs ganz bewusst dazuzuholen und erst dann in die Steinenergie des Seelengeschenks einzutreten. Tahnee folgt diesem Vorschlag, und jetzt sieht die Sache bzw. das Fläschchen schon ganz anders für sie aus. Denn der Fuchs rät ihr, doch erst einen Tropfen auf ihre Hand zu träufeln, um zu sehen, was es mit der Flüssigkeit auf sich hat. Tahnee tut das in ihrer geistigen Vorstellung.

Der Tropfen schimmert silbrig auf ihrem Finger. »Pippi sagt, dass es doch recht appetitlich aussehe, aber ich trau mich trotzdem nicht«, sagt Tahnee. Ich sage ihr, dass ich gerne etwas ausprobieren würde und frage nicht das Fläschchen, sondern den Tropfen, was seine Natur, seine Wirkung sei. Tahnee übersetzt mir die Antwort: »Er macht von innen stark, dann brauche ich außen rum nicht so viel.« Kurzes Schweigen, dann entscheidet Tahnee spontan »Ich trink jetzt!«. Sie erzählt danach, dass sie sehen konnte, wie sich die Flüssigkeit von innen an ihre Haut legte und so ihren ganzen Körper mit dem schimmernden Silber ausgekleidet hat.

Neuer Seelenvertrag

Bei der Erschaffung ihres neuen Seelenvertrages findet sie eigentlich ganz rasch die Formulierung »Ich will so sein, wie ich bin«. Ich erkläre Tahnee, dass der Gebrauch des Wörtchens »will« aus der Trickkiste des alten Denkens stamme und bedeuten würde, dass sie das zwar leben möchte, aber es eben nur beim Wollen bleibt. Wollen ist eine wichtige Vorstufe, erschafft aber noch keine Tatsachen. Meinen Vorschlag »Ich bin, wie ich bin, und das ist gut so«, probiert Tahnee aus - im Sitzen, im Stehen und auch im Stehen zusammen mit ihren informierten Steinen. Aber sie fühlt sich bei keiner Variante wohl. Sie sagt, das klänge wie eine Kampfansage und ein Sich-gegen-die-anderen-Stellen, und das wolle sie ja nun überhaupt nicht. Schließlich findet sie:

»Ich *darf* so sein, wie ich bin«.

Als Tahnee diesen Satz sagt, steht sie sehr aufrecht und beginnt zu strahlen - Beweis genug, dass dieser neue Leitstern der richtige für sie ist.

Tahnees Mutter berichtet mir einige Wochen später, dass Tahnee zwar immer noch langsamer als die anderen sei und mit ihrer Fülle kämpfe, aber der wattige Nebel sei aus ihrem Kopf verschwunden, und sie zeige jetzt öfter clevere Strategien und Vorgehensweisen, die ihr übertragene Aufgaben vereinfachen oder verkürzen. Sie kompensiert so einen Teil ihrer Langsamkeit. Mit den Kollegen gehe es auch schon etwas besser, weil Tahnee seit der Behandlung auf die Sticheleien entweder gar nicht oder mit einem eher gutmütigen Grinsen reagiert. Und ab und zu hat ihre Pippi Langstrumpf wohl schon eine wirklich schlagfertige Antwort gegeben, die die anderen erstaunt hat.

Es ist immer noch eine Herausforderung für Tahnee, aber sie hat inzwischen doch Hoffnung, ihren Ausbildungsplatz behalten zu können.

Thema/Problem: Berufliche Schwierigkeiten des Sohnes

Maximilian ist 62 Jahre alt. Mit den Augen der Weisheit sieht er, dass sein Sohn in seine Fußstapfen tritt: Er fasst in keinem Beruf richtig Fuß, und auch seine Partnerschaften scheitern regelmäßig. Maximilian hat sich intensiv mit Lichtkörperheilung und Seelenverträgen befasst. Er möchte nun möglichst viele dieser Seelenfesseln aus seinem Lichtkörper lösen, damit er, falls er noch einmal wiedergeboren wird, diese nicht wieder mitnehmen muss. Zum anderen will er seinen Sohn von seinem unfreiwilligen Lichtkörpererbe befreien. Er hatte nie viel Kontakt zu seinem Kind, auch heute nicht, doch er sieht, wie sein Sohn seine eigenen Probleme wiederholt. Er möchte seinem Sohn wenigstens auf diese Weise endlich ein Vater sein, der sich kümmert. Also bläst Maximilian die beiden dunklen Themen seines eigenen Lebens in den Stein: Er hat nie in irgendeinem Beruf wirklich Fuß gefasst, hat ständig die Arbeitsstellen und Branchen gewechselt, und wenn nicht Maximilian derjenige war, der ging, wurde er über kurz oder lang entlassen. Ganz ähnlich erging es ihm bei den Frauen: Er konnte einfach nie im wahrsten Sinne des Wortes verbindlich werden, und die Mutter seiner Söhne hat er nie geheiratet.

Entstehungsgeschichte des Seelenvertrages

In Maximilians Kammer der Verträge wird mir ein Embryo im Mutterleib gezeigt. Dann höre ich Kirchenglocken, Orgelbrausen und rieche Weihrauch. Die Stimme einer Frau spricht feierlich die Worte: »Aus Dankbarkeit für die Gnade Gottes soll dieses Kind der Kirche gehören«. Die tiefe Stimme eines Mannes dröhnt »Amen, im Namen des Vaters, des Sohnes und des Heiligen Geistes«. Ich weiß plötzlich, dass die Eltern ihr ungeborenes Kind der Katholischen Kirche versprochen haben.
Die Bilder verschwinden, und ich wende mich dem Seelenvertrag zu. In einem dicken alten Buch finde ich folgenden Satz:

Seelenvertrag: »Meine Bestimmung ist es, mein Leben in den Dienst an Gott/der Kirche zu stellen.«

Als ich Maximilian erzähle, was ich in seiner Kammer der Verträge gefunden hatte, ist er sprachlos, und ich merke, dass er offensichtlich mehr über die Sache weiß. Eine Tasse Tee später bestätigt mir Maximilian nicht nur, dass das Gesehene ihm bekannt sei, er fügt auch die restlichen Details zu der Geschichte: Maximilians Eltern waren zutiefst gläubige Katholiken. Sehnsüchtig hofften sie jahrelang auf ein Kind. Als nach sechs Fehlgeburten das siebte Kind »blieb«, versprachen sie das Ungeborene als Dank der Kirche: Wenn das Kind ein Junge würde, sollte es Priester werden, ein Mädchen würde in ein Kloster eintreten. Maximilian war mit diesem Gelübde schon im Mutterleib herangewachsen, und es begleitete ihn auch als Selbstverständlichkeit und Tatsache durch seine Kindheit. Die Nachbarn nannten ihn oft »unser kleiner Priester«. Aber als Heranwachsender begann er eine ausgeprägte Liebe zu Literatur und Journalismus sowie zu den Mädchen zu entwickeln, begann eine Lehre bei der regionalen Zeitung und lachte seine tief erschrockenen Eltern aus: Wen kümmerte diese seltsame Idee, ihn der Kirche sozusagen »zu schenken«? Und außerdem hat er mit der Kirche sowieso nicht mehr so viel am Hut. Er führt jetzt ein eigenes, aufregendes Leben.

Es bestürzt Maximilian sehr, als er den klaren Zusammenhang zwischen dem Gelöbnis seiner Eltern, seinem daraus entstandenen Seelenvertrag und all den beruflichen Schwierigkeiten in seinem Leben erkennt. Natürlich konnte er seine Gaben und Fähigkeiten in keinem der von ihm angestrebten Berufe auf Dauer entfalten, und natürlich konnte er nie irgendwo bleiben und Karriere machen – solange es nicht der Beruf des Priesters gewesen wäre.
Es brauchte eine eigene Heilarbeit, damit Maximilian seinen Eltern verzeihen kann. Doch mit der Hilfe seines zurückgekehrten Seelenanteils, des Seelengeschenks und seines Krafttiers ist es ihm schließlich möglich, seinen Frieden mit seinen Eltern und auch mit der Kirche zu machen.

Verlorener Seelenanteil

Für Maximilian erscheint in der Kammer der Gnade ein kleiner Junge, ein richtiger Frechdachs, der quicklebendig und übersprudelnd erzählt, dass er Feuerwehrmann, Hunde-spazieren-Führer oder Weltretter werden will. Als Maximilian den Kleinen in sich aufnimmt, kommen Lebensfreude, Abenteuerlust und Unbeschwertheit zu ihm zurück. Das Leben bekommt von nun an mithilfe seines zurückgekehrten Seelenanteils eine zusätzliche spielerische Qualität, die Maximilian wunderbar findet. »Ja, die hat mir immer gefehlt.« Als er den Jungen, seinen so lange vermissten Seelenanteil, in sich aufgenommen hat, öffnet er die Augen und sieht mich verwirrt an: »Ich dachte, ich wäre jetzt ganz berührt, aber ich spüre nichts, gar nichts«. Ich bitte ihn, nochmals mithilfe des Steins Kontakt mit dem Jungen aufzunehmen und frage, warum Maximilian ihn nicht spürt. Maximilian kann mir prompt die Antwort sagen und strahlt dabei: »Der Junge sagt, dass er kein Fremdkörper sei, sondern ganz selbstverständlicher Teil von mir - darum spüre ich jetzt nichts Besonderes.«

Seelengeschenk

Maximilians Seelengeschenk, ein großer verzierter Spiegel, hilft ihm zu sehen und zu sein, wer er wirklich ist. Und der Spiegel lehrt ihn, seine ureigensten Wünsche und Sehnsüchte zu erkennen, das, wohin es sein Herz zieht und was wirklich seiner Lebensaufgabe entspricht. Maximilian hält den Stein, in den er den Spiegel geblasen hat, an seine Brust und nimmt dieses kostbare Seelengeschenk in sein Herz auf.

Krafttier/Seelenhelfer

An dem Platz am Teich in der Unterwelt, wo ich auf das Erscheinen von Maximilians Krafttier warte, herrscht reger Betrieb. Da ringelt sich eine Schlange freundschaftlich um meinen Fuß, aber noch ehe ich sie genau wahrnehmen kann, nehme ich Flügelrauschen und einen Schatten über mir wahr, der aber gleich wieder weg ist. Kurz blitzt das Bild einer Giraffe auf, und auch ein Dachs läuft vorbei. Ich bringe noch einmal nachdrücklich meine Bitte vor, dass sich das Krafttier oder der Seelenhelfer für Maximilian und dieses Heilthema zeigen solle. Dann sehe ich einen hellen Schein zwischen den blühenden Zweigen, und ein großer leuchtender Engel tritt auf mich zu. Maximilian kann es gar nicht fassen, dass es ein Engel ist, der ihn begleiten will. Beim Steingespräch übermittelt ihm der Engel, dass er ihm Vertrauen und die Anbindung an die göttliche Führung bringt. »Ich bin jetzt immer bei dir. Du kannst es spüren.« Maximilian ist ganz ergriffen, als er berichtet, er habe die Hand des Engels so deutlich auf seinem Rücken gespürt wie eine »reale« Hand.

Neuer Seelenvertrag: »Ich bin ein geliebtes Kind Gottes.«

Es ist einer dieser ganz besonderen Augenblicke in dieser Arbeit mit Menschen und Seelen, als Maximilians 86-jährige Mutter Luise daraufhin zu mir kommt. Sie sieht sich kritisch in meinem Behandlungsraum um, zuckt fast unmerklich zusammen, als sie unseren Hausaltar mit der Trommel, den Kristallen, den Federn und den Figuren sieht, entspannt sich dann aber, als sie das große Christusbild entdeckt. Später verrät sie mir, dass sie sich innerlich auf »Schlimmeres« gefasst gemacht habe: Ein gespenstisch dunkler Raum, der so in Räucherstäbchenqualm »schwimmt«, dass sie es vielleicht nicht aushalten kann, und alles irgendwie unheimlich. Das helle, gemütlich-farbenfrohe Zimmer habe sie dann positiv überrascht.

Maximilians Erzählung hat ihr die Hoffnung gegeben, dass vielleicht der Bruch ihres Versprechens auch in die Heilung gebracht werden könne. »Wissen Sie«, sagt die alte Dame, »ich habe seit so vielen Jahren große Angst vorm Sterben, weil ich immer denke, dass Gott mich auch im Jenseits zur Rechenschaft zieht für den gebrochenen Schwur. Im Diesseits hat er das ja schon ausgiebig getan«. Und sie erzählt, dass sie immer eine äußerst wohlhabende Familie gewesen waren. Ihr Mann war ein erfolgreicher Kunsthändler, und es ging ihnen so gut ... bis der Junge dann zur Zeitung ging. Sie erlebten einen Schicksalsschlag nach dem anderen, ihre Existenz wurde ihnen dreimal in Folge zerstört, und danach sind sie nie wieder richtig auf die Füße gekommen. Luise sagt, dass sie immer gedacht habe, das wäre die Strafe Gottes, weil sie und ihr verstorbener Mann ihr Versprechen nicht gehalten hätten.
Im Grunde hatte sie damit schon alles über ihren Seelenvertrag gesagt, der aus der Situation des nicht erfüllten Versprechens entstanden war. Ich fand in der Kammer der Verträge die wortwörtliche Bestätigung:

Seelenvertrag: »Ich habe gesündigt und muss bestraft werden.«

Als Luise den Vertrag verbrennt, hat sie Tränen in den Augen, Tränen zwischen Hoffnung, Erleichterung und Verzweiflung, weil sich irgendetwas anders anfühlt, aber sie keinen Weg sieht, wie es wirklich anders werden soll. Was sie getan hat, hat sie getan, und was geschehen ist, lässt sich ja nicht mehr rückgängig machen ... Sie sieht mich an und sagt mit kraftloser Stimme: »Strafe kann auch eine Erlösung sein, aber ich habe schon manches Mal gedacht, wir wären genug gestraft worden, und es hat trotzdem nicht gereicht«.

Verlorener Seelenanteil

Als verlorener Seelenanteil kommt mir in der Kammer der Gnade eine Lichtgestalt entgegen, die eine herrliche voll erblühte Rose in der Hand hält. Luise hält den damit informierten Stein locker in beiden Händen auf ihrem Schoß und schließt die Augen. Sie ist das Sich-nach-innen-Versenken seit vielen Jahren gewohnt und auch das Anrufen himmlischer Mächte. Trotzdem ist sie überrascht, wie klar sie das Bild der Lichtgestalt vor sich sieht. »Verlorener Seelenanteil, Lichtgestalt, was bringst du Luise zurück?« »Die Lichtgestalt reicht mir die Rose ... und zieht sich zurück.« Also frage ich nochmals »Voll erblühte Rose, Seelenanteil von Luise, was bringst du ihr zurück?« Luise weiß sofort die Antwort. Die Rose sei direkt in ihr Herz gewandert, und es sei die Liebe, das wahre Wesen der Liebe. Mit diesem zurückgekehrten Teil ihrer Seelenenergie wird Luises Leben nicht mehr von Reue, Strafe und Buße bestimmt sein, sondern wie eine Rose unter dem Licht der göttlichen Liebe erblühen. Luise hat ganz unbewusst den Stein fallen lassen und beim Sprechen eine Hand auf ihr Herz gelegt.

Ihr Gesicht sieht ganz verändert aus – »jünger« trifft es nicht, eher, als ob sich in ihr ein Fenster weit geöffnet hätte und das Sonnenlicht durch ihr Gesicht nach außen scheinen würde.

Im Kontakt mit ihrem Seelengeschenk strömen dann endlich die reinigenden, heilenden Tränen über ihre Wangen. Sie hält die Lichtkugel (also den damit informierten Stein), die für sie auf der Tafel der Geschenke liegt, wie eine Fackel in der erhobenen Hand: »Sie hilft mir zu verzeihen, mir selbst zu verzeihen«. Ich frage nach: »Hilft die Lichtkugel, dass Sie sich das nicht gehaltene Versprechen verzeihen?« »Nein«, flüstert Luise, »die Kugel sagt, dass es nichts zu verzeihen gibt. Nichts!« Luise schluchzt auf und setzt dann noch einmal an. »Es gilt nicht, mir selbst zu vergeben, sondern dass ich Gottes Liebe angezweifelt habe und das Dunkel meiner Angst für seinen Weg hielt.« Luise senkt den Kopf und weint mit geschlossenen Augen, den Stein fest in der Hand. Nach einer Weile sagt sie mit wieder fester Stimme »Die Lichtkugel wollte in meinen Kopf«, und legt energisch den Stein beiseite.

Krafttier/Seelenhelfer

Als ich Luise erzähle, dass sich als ihr Krafttier ein Fischotter eingestellt hat, ist sie eher befremdet. Sie verbindet nichts mit einem Otter und kann sich auch wenig vorstellen, was ein Otter so tut oder lässt. Doch als er ihr im Steingespräch Bilder übermittelt, wie er sich auf dem Rücken gemütlich im Fluss treiben lässt, wie er ausgelassen spielt, Sonne und Regen und jede Mahlzeit schwelgerisch genießt, versteht sie: »Er hilft mir mit seiner Lockerheit und Unbeschwertheit. So möchte ich gern sein, auch mal einfach spielerisch an Sachen herangehen und unbeschwert genießen. Ja, er wird mir helfen, das Leben als Geschenk Gottes zu leben und zu erleben«. Luises pergamentzarte Haut ist richtig rosig, als sie den Stein zurücklegt. »Jetzt habe ich also einen Fischotter zum Freund, der mir zeigt, wie man spielt, und das in meinem Alter!« Sie witzelt herum, aber sie sieht sehr zufrieden aus.

Neuer Seelenvertrag

Ihren neuen Seelenvertrag kennt Luise auch schon. Sie sagt mir, dass sie ihn sozusagen mit dem Seelenanteil zusammen bekommen habe, denn er stehe auf der Rosenblüte geschrieben, die jetzt ihr Herz sei. Luise bittet mich jedoch, ihr nicht böse zu sein, aber für sie sei dieser neue Seelenvertrag so intim und persönlich, dass sie ihn hier nicht laut aussprechen

wolle. An dem Ausdruck ihrer Augen und den intensiv leuchtenden Farben ihres Lichtkörpers erkenne ich aber, auch ohne dass sie ihn laut ausspricht, dass es genau der richtige Seelenvertrag ist.
Fast drei Monate später erhalte ich einen sehr berührenden Dankesbrief von Luise, in dem sie auch den neuen Vertrag mit mir teilen will, denn inzwischen sei er Teil ihres Seins und Fundament ihres Lebens:

»Gott liebt mich bedingungslos.«

Thema/Problem: kein beruflicher Erfolg

Maria ist eine ausgesprochen begabte junge Frau, hat ihr Medizinstudium mit höchster Auszeichnung abgeschlossen und ist jetzt Assistenzärztin im Krankenhaus. Im Gegensatz zu Schule und Studium erfüllt sie hier die an sie gestellten Erwartungen bei Weitem nicht. Es scheint eine Verkettung wirklich unglücklicher Zufälle zu sein, aber an fast jeder wichtigen Fortbildung kann Maria nicht teilnehmen – weil sie krank wird oder ein anderes Mal die Krankenhaustreppe hinunterfällt und ihr Knöchel ruhiggestellt werden muss oder sie am Tag vor der dritten Weiterbildung für einen Kollegen den Notdienst übernehmen muss. Ebenso verhält es sich bei wichtigen Einsätzen oder besonderen Gelegenheiten, um zu lernen oder Praxiserfahrung zu vertiefen: Maria ist immer verhindert. Immer aus deutlich nachvollziehbaren Gründen, und meistens sind es solche, für die sie unmöglich die Schuld trifft – aber Fazit ist, dass die anderen Assistenzärzte, die weit weniger begabt und befähigt sind als Maria, langsam alle karrieremäßig an ihr vorbeiziehen. Die Chefärzte haben inzwischen auch das Interesse an der ehemals vielversprechenden Ärztin verloren.

Maria ist verzweifelt, sie versteht es einfach nicht – ebenso wenig wie ihre Eltern, die es nie aussprechen, aber tief enttäuscht sind.

Als sich Maria von meinen Medizinsteinen einen für ihr Thema aussucht, wählt sie den bunt schillernden Labradorit und bläst das Thema hinein, dass alle sie plötzlich überflügeln und sie sich anstrengen könne, wie sie wolle, sie aber sozusagen keinen Fuß mehr auf den Karriereboden bringe. Sie bläst ihre Angst hinein, dass sie eine Versagerin sei, eine Blenderin, die nur mit Bücherwissen glänzen könne. Sie bläst ihre Existenzangst hinein, was wird, wenn sie all die vielen Jahre des Lernens, Studierens und Schuftens vergeudet hätte. Und sie gibt ihre ganze Verzweiflung und Hilflosigkeit hinein.

Entstehungsgeschichte des Seelenvertrages

Ich betrete die Kammer der Verträge, und alles ist in eine Art Halbdunkel getaucht. Ich gehe tiefer hinein und befinde mich dann zwischen geflochtenen Wänden, an denen gewebte Decken in auffallenden Mustern hängen. Auf einer solchen Decke sitzt eine Medizinfrau. Sie tastet den Leib eines kleinen Jungen ab, reibt seinen Bauch und seine Arme mit einer Paste aus zerriebenen Blättern ein und murmelt Heilgebete über ihn. In der Hütte sitzen dicht gedrängt Angehörige ihres Clans. Das Bild wird dunkel, und ich sehe die Medizinfrau in einer neuen Szene. Diesmal ist sie allein, sitzt auf einem flachen Stein in der Dämmerung und scheint in sich gekehrt. Wieder verblasst das Bild, und ein neues steigt auf: Die Medizinfrau kniet draußen in einem heftigen Sturm. Immer wieder schlägt sie die Fäuste auf die Erde, schreit, wütet und rollt sich schließlich im prasselnden Regen eng wie ein Embryo auf der Seite zusammen. Während auch dieses Bild langsam immer undeutlicher wird, formen sich in mir die fehlenden Wissensglieder zwischen den Bildern: Im Clan der Medizinfrau sind mehrere Mitglieder – zwei Frauen und ein Kind – an einem rätselhaften Fieber erkrankt. Nach ihren eingehenden Untersuchungen verkündet die Medizinfrau, dass es normales Grasfieber sei und die Gleichzeitigkeit der Erkrankung dem Wetter zu schulden sei. Sie lässt alle drei in die separate Krankenhütte bringen und kümmert sich um die Zubereitung der dafür üblichen Medizin. Als sie ihren Fehler erkennt, ist es bereits zu spät: Alle drei sterben noch in der gleichen Nacht, und die meisten Menschen ihres Clans folgen ihnen in den nächsten zehn Tagen. Die wenigen, die sie retten kann, haben kein Dach mehr über dem Kopf, kein Zuhause, keine Kleidung, keine Besitztümer mehr: In letzter Konsequenz hat sie alle Hütten mit sämtlichen Gegenständen niedergebrannt, um die Krankheit mit Feuer auszutreiben. Die Menschen haben ihr vertraut, und sie hatte durch ihre Fehlentscheidung und durch die ihr anvertraute Macht fast den ganzen Stamm ausgelöscht.

Seelenvertrag: »Nur wenn ich keine Verantwortung für Menschenleben habe, richte ich kein Unheil an.«

Viele Seelenverträge sind sogenannte »Schläfer«. Sie werden erst aktiv, wenn das Leben eine bestimmte Wendung oder Veränderung erfährt. Bei diesem Vertrag ist es kein Wunder, dass Maria nichts von ihm spürte, solange sie noch Schülerin und Studentin war. Der Vertrag wird erst »wach«, als es darum geht, dass sie Verantwortung für Leib und Leben anderer Menschen übernehmen soll. Durch die traumatische Erfahrung in der tiefen Vergangenheit, durch einen Fehler nicht mehr die Verantwortung für die Gesundheit der ihr anvertrauten Menschen, sondern die Verantwortung für ihren Tod zu tragen, lässt einen Schutz-Seelenvertrag entstehen. Dieser Seelenvertrag wirkt in zwei Richtun-

gen: einmal als Selbstschutz, damit Maria nie mehr in die Situation kommt, so fürchterliche Schuld auf sich nehmen zu müssen und damit das eigene Leben zu zerstören. Zum anderen wirkt der Vertrag natürlich als Schutz für andere, damit Maria nie mehr solches Leid anrichten kann. Auch hier kann man gut erkennen, wie stark lebensfesselnde Seelenverträge dem Reich der Illusion und der Täuschung angehören können. Natürlich schützt die Ablehnung von Verantwortung für andere nicht davor, Fehler zu machen oder Leid hervorzurufen.
Maria erschafft durch diesen Seelenvertrag eine Realität, die effektiv und sehr trickreich zu verhindern hilft, dass Maria eine erfolgreich praktizierende Ärztin wird. Diese »Zufälle« - von Krankheit bis hin zu äußeren Umständen -, stellen sicher, dass Marias Vertrag erfüllt wird.

Verlorener Seelenanteil

Nachdem der Seelenvertrag verbrannt ist, wendet sich Maria ihrem verlorenen Seelenanteil im Steingespräch zu. Es ist eine Frau in einem langen, blauen Gewand mit weißem Überwurf. In ihren Händen hält sie eine Weltkugel. Als ich frage, was sie Maria zurückbringt, antwortet sie: »Das Wissen, dass jeder Einzelne hier auf der Erde die Verantwortung für die ganze Welt in seinen Händen hält«. »Was wird anders, wenn du wieder bei Maria bist?« Maria erwidert ohne Zögern: »Sie macht keine Fehler mehr und entscheidet immer zum Wohle aller«. Hier unterbreche ich und frage Maria, ob sie sicher sei, dass diese Worte von ihrem Seelenanteil kommen. Maria seufzt und meint: »Ich war wohl zu sehr im Kopf. Ich habe mich plötzlich auch total verkrampft«. Ich erkläre ihr, dass der Verstand ja noch in den alten Bahnen denke und gerade versucht habe, das Alte wieder in Stellung zu bringen. Keine Seelenenergie übermittelt Botschaften wie die, dass wir perfekt wären oder sein müssten. Weil Maria sich gerade zu blockiert fühlt,

ziehe ich als Hilfsmittel, damit sie wieder an die Seelenebene andocken kann, meine Tarotkarten hinzu. Mit dem informierten Seelenanteil-Stein in der Hand als Navigator und der Frage im Kopf, was für sie durch die Rückkehr der blau gewandeten Frau anders wird, zieht Maria drei Karten. Die erste Karte zeigt eine Frau, die wie in einem eisigen Dornröschenschlaf erstarrt ist. Um sie herum stehen Schwerter. Die zweite Karte zeigt einen Ritter mit einem Knappen, die einen Sack voller Schwerter eingesammelt haben und wegtragen. Die dritte Karte zeigt einen Ritter auf einem weißen Pferd, der das Visier nach oben geklappt hat. In der einen Hand hält er die Zügel, in der anderen eine große, strahlende Kugel mit einem goldenen Stern darin. Maria legt sie nebeneinander und nickt. Sie tippt auf die erste Karte und sagt: »So war es bisher: Ich war wie erstarrt, konnte nicht agieren, nicht mein Leben leben. Und um mich herum lauter Schwerter, eine drohende Gefahr, sollte ich aufwachen und mich bewegen«. Dann deutet Maria auf die zweite Karte mit den eingesammelten Schwertern: »Das ist das Erste, was sich verändert: Die Angst geht weg«. »Und dann« – sie hält mir die dritte Karte mit dem Ritter und der Sternenkugel entgegen – »kann ich wieder meiner Berufung folgen: anderen helfen und sie heilen.« Anschließend nimmt sie ihren Seelenanteil wieder in sich auf und nickt bekräftigend: »Ich bin jetzt wieder da – wach und lebendig!«
Seelengeschenk: Auf der Tafel der Geschenke liegt eine sehr ungewöhnliche Gabe für Maria bereit: ein Verstärkerkabel. Bei dieser Art schamanischer Reisen ist es wichtig, dass der Schamane – also der, der in die Unterwelt reist und Seelenanteile, -verträge, etc. holt –, dabei eigene Interpretationen und Versuche, einen Sinn abzuleiten, tunlichst unterlassen sollte. Sehr schnell kann sich sonst ein echtes Seelengeschenk in ein visualisiertes Produkt aus der Vorstellungswelt des Verstandes verwandeln. Wer also zum Beispiel zur Tafel der Ge-

schenke geht, dort einen Plastikbecher mit Strohhalm stehen sieht und sich sagt: »So ein Quatsch, was soll im Zusammenhang mit Thema XY denn ein Plastikbecher? – Ich schaue noch einmal, ob sich nicht etwas anderes zeigt«, handelt nicht im Sinne der Person, für die er die Reise unternimmt. In Gedanken formt er aus seiner persönlichen Sicht heraus Symbole, die als Hilfe Sinn machen würden. Wenn er dann noch einmal auf die Tafel der Geschenke schaut, in der Absicht, etwas »Sinnvolles« zu finden, wird es auch so sein – aber dann ist es kein Seelengeschenk mehr, sondern ein Mitbringsel aus der subjektiven Symbolwelt des Schamanen. Das ist eine sehr wichtige Regel für schamanisches Tun: Es ist nicht Sache des Schamanen, die Energien, die er in die Mittlere Welt bringen soll, zu beurteilen und zu bewerten. Er handelt im Wissen und absoluten Vertrauen, dass die Welt der Spirits, der Energie- und Lichtwesen durch die höhere Perspektive immer das Beste und Richtige darreicht. Das gilt auch, wenn ich mein eigener Schamane bin. Denn erst wenn ich mich in der Mittleren Welt intensiv und bewusst mit den Gaben der Anderswelt verbinde, enthüllt sich die wahre Heilmedizin. Auch wenn ich mit dem Kabel, das ich auf der Tafel fand, gar nichts anfangen kann – als Maria Kontakt zu der Energie im Stein aufnimmt, weiß sie sofort, was sie damit machen soll: »Es hilft mir, indem es die Verbindung zwischen Herz und Verstand verstärkt«. Das Kabel rät ihr dann auch noch, dass sie es die ersten 28 Tage täglich »aktivieren« soll, indem sie es aufleuchten lässt.

Krafttier/Seelenhelfer

Wie könnte es anders sein: Marias Helferin ist die Schlange, Hüterin der Heilkunst, Weisheitsträgerin und Symbol für Erneuerung und Regeneration. Sie wird Maria helfen, altes Heilwissen wieder zu erinnern und sich mit den Erfahrungen ihrer Heilervorfahren zu verbinden. Die

Schlange gleitet an Maria hoch und windet sich so um ihre Schultern, dass ihr Kopf direkt auf Marias Herz zu liegen kommt. »Ich verstehe deine Botschaft, geliebte Lehrerin und Gefährtin«, sagt Maria laut. »Du hilfst mir auch, dass mein Tun so weit und sooft wie möglich der Liebe entspringt. Das ist der wirkliche Eid des Arztes.«

Neuer Seelenvertrag: »Ich bin berufen und helfe nach bestem Wissen und Gewissen.«

Thema/Problem: stockender Erfolg mit Heilpraktiker-Praxis

Sheila ist mit Leib und Seele Heilpraktikerin und hat ihre ganzen Ersparnisse in die Ausbildung, verschiedene Weiterbildungen auf diesem Gebiet und die Praxis-Einrichtung investiert. Leider wird sie sich mit der Praxis, wenn sich nicht schnell etwas ändert, nicht mehr lang über Wasser halten können – und Sheila versteht einfach nicht, warum das so ist: Sie ist richtig gut, ihre Patienten sind eigentlich alle recht angetan oder sogar begeistert, und Sheilas Behandlungserfolge sind beachtlich. Aber aus unerfindlichen Gründen kommt der Patientenfluss ständig zum Erliegen. Eigentlich müssten doch die Menschen, die sie als Patienten aus dem erfreulichen Grund verliert, dass sie ihre Hilfe nicht mehr brauchen, sie weiterempfehlen. Es müsste sich doch herumsprechen und neue Patienten anziehen. Doch die Neukunden sind spärlich, und die Einkünfte tröpfeln nur. »Ich habe kostenlose Informations-Abende gemacht, habe Vorträge in der Volkshochschule gehalten und ganz schön viel in Werbung investiert – trotzdem: Es passiert nicht«, meint Sheila hilflos.

Entstehungsgeschichte des Seelenvertrages

In der Kammer der Verträge hängen zwei Filmleinwände an der Wand, eine rechts und eine links. Ich habe im Laufe der Jahre schon öfters diese Konstellation vorgefunden und weiß, dass es höchstwahrscheinlich auf zwei Ereignisse hindeutet, die in Kombination den Seelenvertrag ergeben haben. Ich drehe mich zur linken Leinwand und bitte darum, mir »den Film« zu zeigen.

Entstehungsgeschichte I

Ich sehe eine wunderschöne Küstenlandschaft und ein Stück landeinwärts eine Art Tempel. In dieser Zeit, dieser Kultur und diesem Volk haben die Priesterinnen und Priester eine besondere und einflussreiche Stellung inne und sind für das spirituelle Wohl von Land, Menschen und Wesen verantwortlich sowie als Heiler tätig. Der Film »zoomt« eine der führenden Priesterinnen heran, die gerade eine Meeres-Zeremonie vorbereitet. Aus den Gesprächen mit einigen anderen Priestern und Priesterinnen wird deutlich, dass das Land von Invasoren besetzt ist, die unerbittlich vorrücken und als Sieger die hier heimischen Riten, Götter und Bräuche verbieten. »Unsere« Priesterin hält hartnäckig an der Verrichtung ihrer heiligen und heilenden Arbeit fest. Daraufhin wird sie von den Eroberern in Ketten gebunden und ins Meer gestürzt.

Entstehungsgeschichte II

Ich danke für die Informationen und wende mich der zweiten Leinwand zu. Auch hier bitte ich darum, mir den Film jetzt zu zeigen. Die Leinwand wird erst ganz dunkel, dann heller, und schließlich ist das Bild einer größeren Hütte zu erkennen. Die Frau in der Hütte bereitet das Abendessen zu. Das Wissen öffnet sich mir, dass sie etwas spät dran ist, weil sie sich noch mit anderen Frauen getroffen hat, die die

Lehren und Traditionen der weisen Frauen wie von alters her praktizieren, pflegen und weitergeben. Doch es ist die Zeit, in der die Hexenverfolgung ihre Anfänge nahm. Ihr Mann hatte ihr – wohl wissend um die Gefahr, gerade auch für die Angehörigen – diese Treffen untersagt. Nun stürmt er ins Haus und prügelt völlig außer sich auf sie ein: »Bist du verrückt? Du willst uns alle umbringen, habe ich recht?! Du bringst deinen Sohn um, ist dir das klar?«

Seelenvertrag

In beiden Situationen hat das offene Wirken als Heilerin, weise Frau und Priesterin, tödliche Gefahr gebracht – einmal für die Frau selbst und einmal auch für andere. Aus beiden Geschehnissen zusammen formte sich ein Seelenvertrag, der in Zukunft die Todesgefahr für die eigene Person und andere bannen sollte:

»Mein Tun und Sein
bringt Todesgefahr,
drum muss ich verbergen,
was ich bin und war.«

Sheilas Fall ist ein Klassiker im Bereich der lebensfesselnden Seelenverträge, und viele Frauen und Männer in heilenden und helfenden Berufen teilen ihr Schicksal: Das Lichtkörpererbe aus den Zeiten der Hexenverfolgung wiegt leider immer noch schwer und bringt viele Menschen mit heilender Berufung dazu, ein Schattendasein zu führen. Erfolg, im Licht zu stehen und das eigene Tun und Wirken öffentlich zu machen, heißt für viele vertraglich belastete Seelen, sich in Todesgefahr zu bringen. Die Tatsache, dass das alte Wissen und neue bzw. neuerliche Wirken geheim und unauffällig vor sich geht, ist nun schon

seit Jahrhunderten weitergegebene Schutztradition - und das bei Weitem nicht nur bei Frauen. Denn meist nicht so bekannt ist, dass auch viele Männer in dieser Zeit als Hexenmeister und Teufelsgehilfen hingerichtet wurden, so zum Beispiel auch der Bamberger Bürgermeister Johannes Junius, dessen Abschiedsbrief (1628) aus dem Gefängnis an seine Tochter traurige Berühmtheit erlangte. Gedanken wie: »Die Menschen, die mich brauchen, werden mich finden« oder »Ich mach es ja nur so ein wenig nebenbei« sind gerne Anzeiger einer mitgebrachten Lichtkörperwunde, die in die beschriebene Richtung weist.
Ist bei der Entstehungsgeschichte ein traumatisches Erlebnis mit Verbrennen im Spiel, lasse ich den Vertrag nicht auf Papier schreiben, sondern zum Beispiel auf einen bzw. mehrere Butterkekse, die dann im Mörser zu Staub zerstampft und in einer speziellen Zeremonie den Mächten des Windes zur völligen Auflösung dargeboten werden.

Verlorener Seelenanteil

Es ist natürlich keine große Überraschung, dass Sheilas verlorener Seelenanteil die Gestalt einer Mondpriesterin hat. In jeder Hand trägt sie einen Halbmond: den zunehmenden Mond in der Rechten, die abnehmende Mondsichel in der Linken.
Ich frage: »Mondpriesterin, verlorener Seelenanteil von Sheila, was bringst du ihr zurück?«
Die Priesterin antwortet: »Ich bringe ihr die Magie der Mondin zurück, auf dass sie sich wieder als ihre Tochter annehmen kann«.
Ich: »Was verändert sich für Sheila, wenn du wieder bei ihr bist?«
Mondpriesterin: »Sie kann auch meinen Geliebten, die Sonne, wieder als ihr Sein annehmen und in sein Licht treten.«
Ich: »Was bedeutet das genau, dass Sheila in das Licht der Sonne treten kann?«

Mondpriesterin: »Sie muss sich nicht mehr in den Schleiern der Nacht verbergen. Sie kann hinaustreten und sich im strahlenden Licht des hellen Tages offen zeigen, sodass alle sie sehen. Sie, Heilerin, Priesterin und Tochter der Mondin.«
Sheila ist so ehrfürchtig berührt, dass sie eine Pause möchte, bevor sie zum Seelengeschenk geht. Es ist nicht die majestätische Erscheinung der Mondpriesterin und auch nicht die bildreiche Sprache. Es ist, weil die Worte der Priesterin Sheilas tiefste Sehnsucht berührt haben, von der sie bis jetzt nie wusste, dass sie in ihr war.

Seelengeschenk

Ich hatte Sheila gesagt, dass ihr Seelengeschenk eine fein ziselierte Silberkette ist mit einer großen, runden Silberscheibe daran. Als Sheila im Steingespräch jedoch das Bild dieses Geschenks in sich aufsteigen lässt, präzisiert sie sofort: »Das ist keine Silberscheibe, das ist der Volle Mond«. Doch so spontan ihr die Form etwas sagt, die Kette selbst dreht Sheila etwas ratlos in der Hand und bekommt einfach keine Wahrnehmung dafür. Aber als Sheila mir mitteilt, dass es sich bei der Kette um ein Vollmondamulett handelte, bekomme ich eine Ahnung: Ihr zurückgekehrter Seelenanteil, die Mondpriesterin, trägt ja zwei Erscheinungsformen des Mondes auf den Händen: die Sichel des ab- und die des zunehmenden Mondes. Die dritte und vierte Erscheinungsform sind der Vollmond und der Neumond. Der Neumond wird auch Dunkler Mond genannt, weil er auch voll ist, aber nicht leuchtet – so wie die Silberscheibe an der Kette, je nachdem, ob Licht darauf fällt oder nicht. Die Göttin wird gerade in der abendländischen Kultur oft mit den beiden Mondsicheln rechts und links und dem Vollmond in der Mitte dargestellt.

Ich bitte Sheila also, ihre Mondpriesterin dazuzurufen und ihr das Seelengeschenk zu zeigen. »Die Mondpriesterin sagt, es gehöre ihr«, sagt Sheila. »Die Kette ist ein Amulett … es ist … eine Art Auszeichnung. Das Amulett hilft mir, stolz auf meine Fähigkeiten zu sein und das, was ich damit tue!« Sheila öffnet die Augen. Ihre Wangen glühen, und sie sieht viel jünger aus und so lebendig. Schließlich greift sie sehr neugierig zu ihrem Krafttier-Stein. Sie hat sich schon sehr gewundert, als ich es ihr sagte, und nun ist sie regelrecht aufgeregt.

Krafttier/Seelenhelfer

Es ist ein Regenwurm. Der Regenwurm spricht zu Sheila über seine besonderen Fähigkeiten und Kräfte, die er ihr zur Verfügung stellen wird, solange sie diese Unterstützung braucht: »Ich bereite den Boden für dein Arbeiten. Ich lockere den Boden, auf dass dir deine Arbeit des Säens und Pflanzens leicht von der Hand geht. Ich mehre unermüdlich die Fruchtbarkeit deines Bodens, auf dass dein Tun reiche und köstliche Früchte trägt. Das ist das eine. Doch ich bringe dir auch Nahrung für deine Seele: das Wissen, dass sich dein Licht auch in dunklen Zeiten immer wieder erneuert, so, wie ich mich erneuere, wenn ich verletzt werde. Und das Wissen, dass deine Trennung von der Göttlichkeit nur Illusion ist, so, wie ich wieder ganz werde, wenn ich in zwei Hälften geteilt werde«.
Zutiefst dankbar für diese unglaublichen Geschenke und auch etwas beschämt, weil sie den Regenwurm als Krafttier erst ein wenig komisch fand, nimmt Sheila den Regenwurm in sich auf. Sie nimmt ihn als Spirale in ihrem Bauch wahr.

Neuer Seelenvertrag:

»Voller Freude und Erfüllung lebe ich mein ganzes Potenzial.«

Thema/Problem: Lebensaufgabe finden

Andrea stellt sich als »Andi« vor und beschreibt mir ihr Anliegen folgendermaßen: »Ich bin ausgesprochen erfolgreich in meinem Beruf, und ich habe ihn auch immer gern ausgeübt, aber seit einigen Jahren werde ich immer unzufriedener. Ich frage mich, ob das alles war. Ich möchte meine Lebensaufgabe finden, aber ich komme einfach nicht heran.«

Ich lasse sie einen Medizinstein zu diesem Thema wählen, stelle die Eingangsfragen, und Andrea bläst die Antworten hinein. Als ich sie frage, welche Gefühle damit verbunden seien, starrt sie eine Weile vor sich hin und sagt dann: »Leer. Ich kann gerade gar nichts sagen, weil alles so leer ist.« Ich frage zurück: »Heißt das, Sie spüren sich nicht?« »Ja«, stimmt Andrea zu, »genau das: Ich spüre mich nicht, und ich will mich wieder spüren!«

Entstehungsgeschichte des Seelenvertrags

Das, was mir da in der Kammer der Verträge gezeigt wird, verstehe ich nicht, aber das ist ja auch nicht meine Aufgabe – ich bin jetzt und hier, in der Unterwelt, nur die Botin. In der Kammer sehe ich das Bild eines Jungen, der hüfthohe Fischerstiefel trägt. Dann tritt sein Vater auf ihn zu, und beide gehen zu einer Tür. Der Vater übergibt ihm strahlend einen Schlüsselbund. Der Junge sperrt die Tür auf und geht hinein.

Seelenvertrag: »Es ist nicht richtig, was ich bin, ich mach mich besser und gewinn.«

Als ich Andrea berichte, was ich gefunden habe – die Erinnerung an die Ursprungssituation und den Seelenvertrag –, wird sie ganz blass. Sie ist sichtlich getroffen, bittet mich, die Szene mit dem Jungen noch einmal genau zu erzählen. Sie sitzt dabei ganz steif da, ihr ganzer Körper ist angespannt. Doch als sie den Vertrag niederschreibt, bricht sie regelrecht zusammen. Sie schlägt die Hände vors Gesicht und weint bitterlich.

Nach einer Weile beginnt sie zu erzählen: »Meine Mutter hat mir das früher immer als großen Witz erzählt, wie sie schwanger war und die Ärztin gesagt habe, es werde ein Junge. Mein Vater war völlig überwältigt und hat gesagt, dass meine Mutter ihm damit seinen Herzenswunsch erfülle. ›Andreas‹ sollte das Kind heißen, und der Vater hatte schon zum Spaß ein winziges Fussballtrikot besorgt – für den Andi, den Stammhalter. Und dann kam bei der Geburt die große Überraschung: Es war ein Mädchen. Dabei hatten sie doch schon alles in hellblau gekauft. Ich fand die Geschichte nie lustig. Bei ›Andi‹ ist es allerdings geblieben, bloß eben als Abkürzung für Andrea.« Andrea angelt sich ein Taschentuch aus der Schachtel, die ich immer auf dem Tisch bereithalte, und wischt sich die Augen trocken. »Es war mir nie bewusst«, sagt sie dann »aber ich wollte immer der bessere Sohn sein. Zum Beispiel, was Sie da gesehen haben mit den Anglerstiefeln – mein Vater liebt es, angeln zu gehen, und es hat ihn begeistert, dass seine Tochter mit ihm mitzieht. Ich kann ziemlich gut angeln, aber wenn ich jetzt drüber nachdenke, weiß ich nicht mal, ob ich Angeln mag. Und natürlich habe ich unseren Betrieb übernommen. Der Papa hat immer gesagt: ›Eines Tages kommt der große Moment, Andi, und dann übergeb ich dir die Schlüssel zum Geschäft. Dann führst du alles weiter.‹ Das hat er auch gemacht, und ich war so stolz.«

Andrea kann nicht spüren, wer sie ist, weil sie ihr ganzes Leben jemand anderes war: nämlich Andreas, der heiß ersehnte Sohn. Ihr

Seelenvertrag entstand schon im Mutterleib aus ihrer Wahrnehmung heraus, dass sie als Mädchen nicht richtig und nicht so gut war wie als Junge. Nicht gewünscht und nicht willkommen. Was für ein bitterer Start ins Leben! Die Überlebensstrategie liegt auf der Hand: Ein Mädchen war unerwünscht? Gut, dann wurde sie eben etwas Besseres: ein Junge.
Ich schaue mir die Frau, die mir hier gegenübersitzt, an: sportlich-sachlich angezogen, ein praktischer Kurzhaarschnitt, die Ausstrahlung deutlich burschikos. Ja, hier sitzt ein Andreas.
Als es an die Vertragsverbrennung geht, zögert Andrea kurz: »Wenn ich das hier nicht mehr bin, bin ich denn dann überhaupt noch jemand?« Ich erkläre ihr die Sache mit den neuen Seelenverträgen, und dass sie ja schon immer jemand anders war: Andrea, ein Mädchen bzw. jetzt eine Frau, die in die Rolle eines Sohnes geschlüpft ist. Der Vertrag braucht lange, um sich vollständig zu verabschieden. Ich sage Andrea auch, dass es, um ihre wahre Lebensaufgabe zu finden, wohl noch einen Termin braucht, denn diesen Vertrag zu lösen, war die Vorarbeit, damit sie frei sein kann. Solange noch diese Lebensfessel festschreibt, dass Andrea nicht sie selbst ist, kann sie auch nicht die Aufgabe finden, die ihre ganz eigene ist.

Verlorener Seelenanteil

In der Kammer der Gnade tritt mir ein Engel entgegen. In den Armen hält er ein fröhlich lachendes Baby, das mir strahlend seine Ärmchen entgegenstreckt. Ich nehme das Baby hoch. Der Engel lächelt und verschwindet.
Andrea lächelt ebenfalls, als sie mir sagt, was das Baby ihr zurückbringt: »Das Wissen, dass ich ein perfektes Wesen bin, einfach vollkommen, so, wie ich bin«.

»Was wird anders?«

Andrea hört gar nicht mehr auf zu lächeln: »Das Baby sagt: ›Alles‹«.

Seelengeschenk

Andrea bekommt eine Harfe mit nur einer einzigen Saite. Als ich die Harfe frage, warum sie nur eine Saite hat, hört Andrea: »Weil ich den Ton pflücken soll«. Andrea zupft also in ihrer geistigen Vorstellung an der Saite, um den Ton abzupflücken und sagt dann laut: »Ich fass es nicht, ich habe ein ›a‹ in der Hand[15]!« Diesmal bin ich etwas schwer von Begriff und frage nach. Andrea lacht und ruft aus: »Na, ein ›a‹!!!!! Nicht AndreAS, sondern AndreA! Die Harfe bringt mir Selbstbestimmung!« Und dann »Jetzt sind es plötzlich viele Saiten. Die Harfe hat sich gefüllt. Sie hilft mir, mein eigenes Lebenslied zu spielen!«

Krafttier/Seelenbegleiter

Die große silbergraue Katze, die sich als Seelenhelferin für Andrea zeigt, schmiegt sich beim Steingespräch schnurrend in Andreas Arme. Sie ist dafür da, Andrea ihre weiblichen Seiten zu zeigen und ihr beizubringen, wie sie sie mit Stolz und Freude leben und genießen kann.

Neuer Seelenvertrag: »Ich bin geliebte Tochter, Frau und Mutter.«

Bevor Andrea ihren neuen Seelenvertrag erschafft, fragt sie mich, ob es möglich sei, noch etwas in der Feuerschale aufzulösen. Ich nicke, und sie schreibt auf einen Zettel in schwungvoller Schrift »ANDI«. Dann geht sie zur Feuerschale, zündet den Zettel an und sagt mit lauter, klarer Stimme: »Ich bin AndreA«.

15 Das »a« ist der sechste Ton auf der Tonleiter.

Ihren neuen Seelenvertrag hat sie stolz mit »ANDREA« unterschrieben. Später berichtet sie mir, dass sie ihre »Andi«-E-Mail-Adresse geändert habe und auch ihren Mann und ihre Freunde gebeten habe, sie ab jetzt Andrea zu nennen. Der schwerste Gang war, so erzählt Andrea, der zu ihren Eltern, und das hat sie dann auch erst gemacht, nachdem die Integrationszeit abgeschlossen war. Es war dann ein Sonntag, und sie ist irgendwann während des Essens damit herausgeplatzt, dass sie bitte Andrea genannt werden wolle. Ihr Vater hat sofort gesagt »Was soll denn jetzt der Quatsch?« und dann »Warum?« Und auch da ist Andrea mit allem herausgeplatzt wie eine überreife Frucht und hat unter Tränen erklärt, dass sie endlich als Tochter geliebt werden wolle und nicht als Sohnersatz. Die Eltern fühlten sich angegriffen, vor allem Andreas Vater war verletzt und sauer. Das Essen war ein Fiasko. Andrea ist dann auch ziemlich schnell nach Hause gefahren und hat erst einmal nur geweint. Das war also der tolle Zauber und die Kräfte ihrer Seelenhelfer, dass alles genau so war wie früher? Als die erste Wut verraucht und der Schmerz etwas ruhiger geworden ist, ruft sie mich an und bittet um Rat. Ich empfehle ihr, mit ihrem Seelenanteil, dem Geschenk und ihrem Krafttier zu kommunizieren und sozusagen eine Beratungskonferenz einzuberufen. Je nachdem, wie klar sie dort Antworten findet, riet ich ihr zusätzlich, einen Heiligen Kreis zu eröffnen[16].

Andrea berät sich vor allem mit ihrem zurückgekehrten Seelenanteil, dem strahlenden Baby. Das Baby sagt ihr, es gebe ein besonderes Band zwischen Töchtern und Müttern – sie solle den Weg zum Vater über ihre Mutter suchen. Andrea schreibt ihrer Mutter einen Brief, in dem sie

16 *Der Heilige Kreis ist eine schamanische Methode, um mithilfe kosmischer Energien Themen zu verwandeln.*

sich aus ganzem Herzen entschuldigt, wenn ihr Ausbruch sie verletzt habe. Und sie erklärt ihrer Mutter nochmals, dass es ihr nicht darum geht, Schuld zuzuweisen oder die Eltern für ihre Probleme verantwortlich zu machen, sondern dass sie sich ihre Hilfe wünsche.
Andrea führt daraufhin mehrere sehr gute und tiefe Telefongespräche mit ihrer Mutter und erfährt dabei auch erstmals, wie ausgeschlossen sich ihre Mutter immer von dem Zweiergespann Vater-Tochter gefühlt hat und dass sie sich immer ein Mädchen gewünscht habe, immer. Schließlich folgt wieder eine Essenseinladung ins Elternhaus. Andreas Mutter hat mit dem Vater gesprochen – sie weiß nun einmal am besten, wie man ihn anpacken muss –, und er sagt dann auch schon, bevor alle anfangen zu essen: »Ich will nicht, dass dieser ganze Kladderadatsch hier wieder ausgepackt wird. Aber ich will und wollte nie ein anderes Kind als dich. Und ich weiß ja wohl, dass ich eine Tochter habe und keinen Sohn. Punkt. Das Thema ist erledigt, und wir können jetzt hoffentlich in Frieden essen. Guten Appetit, Andrea«. Andrea ist selig, und ihre Mutter zwinkert ihr zu. »Wir Frauen«, sagt dieser Blick, und beide spüren eine neue Art Band zwischen sich.

Krankheiten

Beispiele für Verträge, die Krankheiten fördern, aufrechterhalten oder hervorbringen; ihre Entstehung sowie ihre Auswirkungen auf das Leben des Vertragsträgers.
Verträge können den Symptomen einer Krankheit entsprechen oder ganz anders geartet sein, aber der Vertragserfüllung dienend.

Thema/Problem: Hals- und Atembeschwerden

Cora kommt zu mir, weil sie unerklärliche Beschwerden hat: Immer öfter schnürt es ihr regelrecht den Hals zu, sie hat Schluckbeschwerden, ihre Stimme klingt immer ein wenig heiser, und sehr oft hat sie ein Druckgefühl in der Kehle. Inzwischen hat sie fürchterliche Angst, eines Tages ersticken zu müssen. Die Sache ist medizinisch abgeklärt und ohne Befund. Im Laufe des Gesprächs stellt sich heraus, dass der Anfang ihrer Halsbeschwerden zeitlich ungefähr mit dem Beginn ihrer neuen Beziehung zusammenfiel - oder genauer gesagt, mit dem Beginn der Schwierigkeiten in der Beziehung. »An ihm liegt es nicht«, versichert mir Cora vehement. Er sei humorvoll und klug, ein fantastischer Mann! Sie frage sich oft insgeheim, wieso er gerade bei ihr hängen geblieben sei ... In ihrer weiteren Erzählung wird bald klar, dass dieser Traummann in Cora ein wahres Himmelsgeschenk gefunden hat: Er kritisiert eigentlich alles, was sie tut, und für Cora scheint das ein großer Ansporn zu sein. Je mehr er ihre Person, ihr Tun und Lassen abwertet und missbilligt, desto mehr strengt sie sich an. Als sie mit vor Stolz gerötetem Gesicht leise sagt: »Und dann sagt er immer, dass keine ihn im Bett so befriedigt wie ich«, fängt plötzlich ihr Hals wieder an, sich zusammenzuziehen.

Entstehungsgeschichte des Seelenvertrages

Cora ist bei ihrer Mutter aufgewachsen. Ihr Vater hat beide verlassen, als Cora zwei Jahre alt war. Die Mutter hatte als Erziehungshilfe oft das Hilfsmittel gebraucht »Wenn du ganz fleißig und brav bist und immer schön hilfst, kommt der Papa vielleicht zurück«. Und wenn sie völlig mit dem Kind überfordert war auch: »Wenn du jetzt nicht folgst, musst du dich nicht wundern, wenn ich auch noch weggehe«. Je jünger ein Kind ist, desto egozentrischer ist sein Weltbild und Welterleben. Es bezieht alles in erster Linie ursächlich auf sich selbst - man könnte auch sagen, kleine Kinder befinden sich noch ganz im Bewusstsein, dass der Mensch Schöpfer seiner Welt ist. Leider suchen sie dadurch auch die Ursache allen Leids bei sich und geben sich selbst die Schuld daran. Für die kleine Cora war damals sonnenklar, dass der Vater sie verlassen hatte, weil sie nicht nützlich war und keinen Wert für ihn besaß. Daraus entstand folgender Seelenvertrag:

Seelenvertrag: »Wenn ich geliebt werden will, muss ich mich anstrengen.«

Cora ist entsetzt, als sie ihren Seelenvertrag hört. Entsetzt, weil sie ihn so natürlich und selbstverständlich findet. Sie sagt, ihr erster spontaner Gedanke dazu sei »Ja und?« gewesen. Aber dann ist ihr der Zusammenhang mehr als klar: »Meine Freundinnen haben mich so oft gefragt, warum ich ihn nicht einfach rausschmeiße mit seinen Ansprüchen und seiner ewigen Meckerei - aber für mich hieß das nur, dass ich mich eben noch nicht genug angestrengt habe und dass ich es bin, die es verbockt hat, wenn er mich verlässt - zurecht.«

Den Vertrag will sie sofort verbrennen und wirft gleich drei brennende Streichhölzer in die Feuerschale, damit es schneller geht.

Verlorener Seelenanteil

In der Kammer der Gnade finde ich nur helles pulsierendes Licht, und auf meine Frage hin, wo denn der verlorene Seelenanteil von Cora wäre, passiert gar nichts. Ich verstehe: Cora hat damals ganz offensichtlich keine Seelenabspaltung erfahren. Teile ihres Seelenpotenzials sind lediglich so unterdrückt, dass sie sie nicht mehr spürt oder einsetzen kann.

Seelengeschenk

Auf der Tafel der Geschenke liegt ein Bündel Karotten. Ich bedanke mich, nehme die Karotten für Cora mit und bin gespannt, was es damit auf sich hat. Und Cora braucht gar nicht erst in die Energie des Geschenks einzutreten, um zu wissen, was es mit den Karotten auf sich hat. Als ich ihr sage, dass ihr Seelengeschenk ein Bündel Karotten sei, schüttelt sie verblüfft den Kopf und sagt: »Volltreffer, ich fass es nicht! Wissen Sie, kürzlich hat mich eine Freundin gefragt, welches Gemüse ich am liebsten esse. Ich habe ein paar Gemüse genannt, die ich gern esse, aber im Supermarkt beim Einkaufen ist mir ihre Frage wieder in den Sinn gekommen. Ich stand da so vor dem Gemüsestand, und dann habe ich die Karotten gesehen. Und wie jedes Mal habe ich gedacht: ›Kommt nicht in Frage.‹ Aber diesmal habe ich mich gefragt: ›Warum eigentlich nicht?‹ Und die Antwort war: ›Weil Kevin sie nicht mag.‹ – Aber Karotten sind tatsächlich mein Lieblingsgemüse, und ich habe sie schon Jahre nicht mehr gegessen.« Cora nimmt jetzt mithilfe des informierten Medizinsteins Kontakt zu ihrem Seelengeschenk auf. Die Karotten bringen ihr Vitamine für besseres Sehen, damit sie sich und ihre Situation klarer erkennen kann. »Ich soll sie alle aufessen«, sagt Cora und tut in ihrer geistigen Vorstellung genau das. »Was geschieht jetzt?«, frage ich sie. »Meine ganze Speiseröhre und mein Bauch werden warm. Es fühlt sich gut an. Ich tue mir Gutes damit. Ich für mich. Das fühlt sich sogar sehr gut an! Und sie helfen mir, dass ich nicht mehr so viel schlucke, was mir nicht guttut.« Da das Karottenbündel immer wieder nachwächst – eine seiner magischen Eigenschaften – nimmt Cora dieses wunderbare Seelengeschenk dankbar in ihr Kehlkopfchakra auf.

Krafttier/Seelenhelfer
Coras Seelenhelferin ist eine Nixe. Sie schwimmt wie ein Pfeil durch die Wellen, dreht auf den Schaumkronen elegante Pirouetten, um dann wieder in die grünblaue Tiefe des Meeres einzutauchen. Cora hilft sie, so zu leben, wie es ihr entspricht, ihr eigenes Lebenselement zu finden und dort auch die Leichtigkeit, die ihr bisher so fehlte.

Neuer Seelenvertrag: »Mühelos folge ich dem Weg meines Herzens.«

Thema/Problem: Kleinkind verweigert/erbricht Nahrung.

Aaron ist noch nicht einmal zwei Jahre alt. Er wurde vom Jugendamt vor einem halben Jahr zu seinen liebevollen Pflegeeltern gegeben. Sein erstes Lebensjahr auf dieser Erde war von Schrecken erfüllt, die zum Teil im Dunkeln liegen. Dennoch liegt der Verdacht auf Misshandlung und Missbrauch sehr nahe. Aarons Pflegeeltern kommen in großer Not zu uns, denn der Kleine behält seit fünf Monaten fast keine Nahrung bei sich. Umfangreiche Untersuchungen haben zu keinem Ergebnis geführt. Zum aktuellen Zeitpunkt erhält Aaron Astronautennahrung, um minimale Nahrungsmenge bei maximalem Nährstoffgehalt anbieten zu können. Doch auch die erbricht Aaron meistens, und der kleine Körper wird immer weniger. Aaron bewegt sich bereits auf einem schmalen Grad zwischen Leben und Tod, und es ist deutlich zu sehen, dass nicht mehr viel Zeit für eine Entscheidung für das Leben bleibt. Während Aaron auf einer Decke zusammen mit seinen Pflegeeltern mit dem vorbereiteten Spielzeug spielt, sitzen wir am Rand der Decke und beginnen, mit Aarons Lichtkörper zu arbeiten. Da es sich um so ein brisantes Problem mit einem kleinen Zeitfenster für Heilwirkung handelt, arbeiten mein Mann und ich parallel, um neben der Reise zu den Kammern auch möglichst viel Ablagerungen und verkrustete Energien aus Aarons Lichtkörper entfernen zu können.

Entstehungsgeschichte des Seelenvertrages

In der Kammer der Verträge wird uns als gespeicherte Lichtkörpererinnerung nur ganz wenig gezeigt. Wir ahnen, warum, denn die großen schwarzen Schatten von mehreren Männern und das schreiende Kind geben Einblick genug.

Seelenvertrag: »Ich bin schmutzig, und deshalb verschmutze ich alles, was ich berühre.«

Neben Unmengen energetischer Verunreinigungen, die wir aus einem völlig trüben, mit Angstschwären durchsetzten Lichtkörper ziehen, deutet dieser Vertrag auf das oft typische Erleben von gewaltsamer Ausübung von Sexualität hin: sich beschmutzt, besudelt und verunreinigt fühlen. Es spiegelt unter anderem ganz deutlich die energetische Qualität dessen, was Aaron angetan wurde: eine starke Eintrübung, Verschmutzung und Verdunkelung seines Lichtkörpers. Als wir den Pflegeeltern diesen Vertrag erzählen, nicken diese heftig: »Er wäscht sich auch immerzu, und dauernd will er duschen und abgeschrubbt werden«.

Wenn ein Kind einen Seelenvertrag trägt, der es als »verseucht« verurteilt, und zudem noch als jemandem, der andere »ansteckt« (und damit nicht nur Opfer, sondern auch »Täter« wird), ist die Tendenz, die Erde wieder verlassen zu wollen, sehr stark. Eine Möglichkeit dieser

Art von Selbstmord ist natürlich Verhungern. Wir arbeiten weiter, und während der eine von uns den Vertrag auflöst, reist der andere schon in die Kammer der Gnade.

Verlorener Seelenanteil

In der Kammer der Gnade steht ein großer leuchtender Engel. In seinen Händen hält er ein sonnenhell strahlendes Licht. Er überreicht mir das Licht mit den Worten: »Hier ist sein reines Licht, das ich sicher verwahrt und gehütet habe. Es ist heil, ewig und wahr. Nimm es, und bring es ihm zurück«.

Behutsam hauche ich den mitgebrachten Seelenanteil durch Aarons drittes Chakra, das Sonnengeflecht, das in Höhe seines Magens liegt, in seinen Lichtkörper. Das Licht beginnt, Blasen zu werfen und eine Art Schaum zu bilden, der den ganzen Bauchraum füllt und sich dann in Richtung Herz hin ausbreitet, um sich dort rund um das organische Herz zu legen. Der Schaum gibt einen hellen Ton, wie ein »Pling«, von sich und wird dann klar und warm wie Sonnenlicht.

Der Hüter verkündet, dass Aaron weder ein extra Seelengeschenk noch ein Krafttier als Helfer benötigt. Doch wir sollen noch nach kristalliner Energie in seinem Lichtkörper suchen. Wir finden in seinem Lichtkörper entlang seiner Arme eine Unmenge schleimiger, klebriger Fäden, die zudem noch mit kleinen Widerhäkchen versehen sind und nur mit ebenso viel Vorsicht wie Kraft zu entfernen sind.

Als besonders raffiniert und hartnäckig entpuppt sich eine Stachelkugel, die in Aarons Rückgrat steckt. Sie dreht sich nicht nur, sondern flutscht wie ein Stück nasse Seife weg, sobald man sie zu fassen

versucht. Schließlich rufen wir einen Experten für solche Fälle zu Hilfe: einen unserer Begleiter aus dem Reich der Tierspirits, einen weißen Raben. Er stößt mit seinem Schnabel blitzschnell in die Stachelkugel, hebelt sie heraus und bringt sie weg.
Wir arbeiten so lange, bis Aarons ganzer Lichtkörper in hellem, weißen Licht strahlt und seine Energiezentren (Chakren) sich gleichmäßig und rhythmisch drehen.

Neuer Seelenvertrag

Ganz wichtig zum Abschluss: Aarons neuer Seelenvertrag. Als wir an diesem Punkt angelangt sind, hört Aaron ganz unvermittelt auf zu spielen und strahlt uns an. Sein neuer Seelenvertrag liegt in dem Strahlen auf seinem Gesicht:

»Ich bin ein Sonnenscheinkind.«

Wir instruieren Aarons Pflegeeltern, die Integration des neuen Seelenvertrages für Aaron zu übernehmen, indem sie ihm so oft wie möglich in den nächsten Wochen sagen, dass er ein Sonnenscheinkind sei, oder ihn direkt bei diesem Namen nennen.

Wir erleben selten eine promptere Wirkung einer Heilbehandlung als bei der von Aaron. Nach der Behandlung stehen wir alle im Flur zur Verabschiedung, und wir empfehlen Aarons Eltern, mit ihm zum Ententeich um die Ecke zu gehen und die Entchen zu füttern, damit Aaron jetzt noch etwas entspanntes, fröhliches Zusammensein genießen kann. Wir händigen den Eltern eine Tüte altes Brot aus, das sie verfüttern können. Aber da kommt mir der Gedanke, dass es für den Kleinen vielleicht schöner wäre, wenn er etwas zum Verfüttern hätte, das er selbst in Stücke teilen kann, und nicht das harte alte Brot, das der Pflegepapa für ihn zerkleinern müsste. Ich erinnere mich daran, dass ich noch ein Madeleine, ein kleines, weiches Stück französisches Eiergebäck vom Vortag habe. Gerade, als ich es über Aaron hinweg dem Vater reichen möchte, springt Aaron hoch, schnappt sich das Gebäckstück und beißt hinein. Mir stockt im Moment der Atem: Was mag dieses Ding aus reichlich Fett, Zucker und Eiern mit dem Magen eines Kindes anrichten, das seit Wochen nur Astronautennahrung zu sich nimmt? Aarons Pflegeeltern stehen ebenfalls mit angehaltenem Atem. Wie sie uns später erzählen aber deshalb, weil sie nicht fassen können, dass ihr Pflegesohn freiwillig etwas isst! Keiner sagt etwas, bis Aaron das ganze Stück verputzt hat. Wir wechseln alle ungläubige Blicke, dann packt Aaron die Hände seiner Pflegeeltern und zieht sie hinaus. Es dauert nicht lange, dann entdecken wir, dass Aarons Fläschchen auf unserer Garderobenablage stehen geblieben ist. Da der Ententeich ja nur um die nächste Ecke liegt, schnappt sich mein Mann das Fläschchen und läuft Richtung Ententeich. Als er zurückkommt, schüttelt er nur den Kopf und sagt: »Sie waren nicht am Ententeich. So weit sind sie gar nicht gekommen. Alle drei standen vor der Bäckerei, weil Aaron unbedingt die Nussecke aus der Schaufensterauslage wollte. Als ich bei ihnen ankam, mampfte er sich gerade durch die zweite Hälfte!«

Aaron erbricht seit diesem Zeitpunkt nur noch selten und nimmt stetig zu, bis er sein Normalgewicht erreicht. Und noch eine positive Veränderung tritt ein: Früher hat Aaron nie gern Körperkontakt aufgenommen, wurde nicht gern gekuschelt oder auf den Schoß gekommen. Jetzt – nachdem er nicht mehr »schmutzig« ist und andere nicht mehr durch seine Berührung »verseucht« – beginnt er, Nähe zu suchen und auch genießen zu können.

Thema/Problem: Myom

Alice war beim Frauenarzt, und es wurde ein Myom diagnostiziert. Ihr Arzt rät zur Operation, hat aber alternativ auch eine Hormonbehandlung vorgeschlagen. Beides findet Alice erschreckend. Als Alice mich um Hilfe mittels Energiemedizin bittet, erkläre ich ihr, dass ich aufgrund der deutschen Gesetzgebung keine körperlichen Leiden behandeln darf. Ich biete ihr jedoch an, eine Lichtkörperbehandlung dessen durchzuführen, was eventuell die Selbstheilungskräfte ihres Körpers behindert. Damit ist Alice einverstanden, und wir vereinbaren einen Termin.
Als ich Alices Lichtkörper ansehe, fällt mir besonders ihr zweites Chakra, das Sakral- oder Sexualchakra auf[17]. Es hat tiefe Einkerbungen, und statt weit geöffnet zu strahlen, ist es an den Rändern ausgefranst und starr nach innen gekrümmt. Bei näherer Untersuchung stelle ich fest, dass sich die Oberfläche dieses Chakras wie ein Deckel abnehmen lässt. Vorsichtig löse ich diesen Deckel ab und sehe darunter eine Ansammlung schwarzer Brocken. Als auch diese entfernt sind, kommt darunter das Bild einer Frau zum Vorschein, die mit angezogenen Knien an eine Mauer gelehnt sitzt und bitterlich weint. Ich frage sie »Was ist mit dir?« Die Frau hebt ihr tränenüberströmtes Gesicht und schluchzt: »Ich habe versagt!«

Seelenvertrag

In der Kammer der Verträge prüfe ich meine Vermutung ab und finde sie bestätigt: Auch hier zeigt sich dasselbe Bild der weinenden Frau. In

17 *Das Sexual- oder Sakralchakra sitzt etwa eine Handbreit unter dem Bauchnabel. Es regiert den Bereich Lebenslust, Beziehung zum Du, Kreavität, Sexualität und göttliche Schöpferkraft.*

dem dicken Buch, in dem ich die Seite mit Alices Seelenvertrag finde, steht in sauberer Schrift

»Ich bin eine VersagerIN«.

Die explizite Betonung der weiblichen Endung verrät mir, dass das Versagen mit ihr als Frau zu tun haben muss.

Verlorener Seelenanteil

In der Kammer der Gnade wogen schaumgekrönte Wellen. Dann erhebt sich aus dem tiefblauen Meer eine Gestalt: Venus, die Göttin der Liebe und Schönheit, zeigt sich in all ihrer Pracht. Sie trägt ein Kleid aus blühenden Rosen, und ihr Haar ist mit schimmernden Perlen durchflochten. Sie sagt mir, dass das Kleid das Seelengeschenk für Alice sei und dass sie es kaum erwarten könne, wieder zurückzukehren.

Krafttier/Seelenbegleiter

Neben mir steht plötzlich eine weiße Wölfin, die mich mit der Nase anstupst und dann ohne ein weiteres Wort direkt in Alices Herzchakra springt.

Nachdem ich noch die letzten Schlacken, Ablagerungen und Verkrustungen aus dem Chakra entfernt habe und es wieder mit heilendem Licht aufgefüllt und harmonisiert habe, strahlt es jetzt wie eine geöffnete Blüte in kräftigem Orange, dreht sich gleichmäßig und pulsiert ganz lebendig.
Als ich Alice berichte, was ich getan und gefunden habe, presst sie die Lippen so fest zusammen, dass sie nur noch wie ein dünner weißer Strich aussehen. Ich frage sie, ob sie mit dem Seelenvertrag irgend-

etwas anfangen könne. Da kämpft sie eine ganze Weile tapfer gegen die Tränen, und als sie sich wieder etwas gefasst hat, sagt sie: »Der Seelenvertrag ... genau so fühle ich mich ... wie eine Versagerin ...«. Alice trinkt einen Schluck Wasser, putzt sich energisch die Nase und fährt dann fort: »Vor einem Jahr haben mein Mann und ich uns getrennt. Natürlich gab es den üblichen Trennungsschmerz und auch viel ungute Auseinandersetzungen, aber was mir letztendlich am meisten ausgemacht hat, war, dass ich das Gefühl hatte, gescheitert zu sein. Ich hatte so an diese Ehe geglaubt, wir haben uns so viel gemeinsam erarbeitet und erschaffen, und ich war ganz sicher, alles richtig gemacht zu haben mit diesem Mann, dieser Liebe und dieser Ehe. Und jetzt!? Ich bin 45 Jahre alt, und alles, was vorher Wert und Sinn machte, ist vorbei. Ich stehe bei null und weiß nicht, ob das Leben in meinem Alter noch viele Chancen bereithält. Es fühlt sich an, als ob alles falsch wäre. Als ob ich alles falsch gemacht hätte. Ich habe mein Leben in den Sand gesetzt – ich bin eine Versagerin auf ganzer Linie!«

Alice starrt wie versteinert in die Flammen ihres Zeremonialfeuers, während ihr Seelenvertrag verbrennt. Es scheint sie Mühe zu kosten, die Bewegungen auszuführen, die nötig sind, um die Papierreste nochmals anzuzünden. Sie wirkt unendlich müde. Nachdem der Seelenvertrag verbrannt ist, schließt Alice die Augen und spürt in sich hinein, wie es sich anfühlt. Sie zuckt die Achseln und fragt mich mit ausdrucksloser Stimme, wie es weitergehe.
Beim Steingespräch möchte sie mit ihrem Krafttier, der weißen Wölfin, beginnen. Anfangs führt sie das Steingespräch eher lustlos, aber der Trost und die Kraft, die ihr die Wölfin bringt, tun ihr einfach spürbar gut. Alice sagt, am liebsten würde sie an dieser Stelle abbrechen und nur im weichen Fell der Wölfin versinken.

Trotzdem erklärt sie sich bereit, weiterzumachen. Sie wählt als Nächstes den verlorenen Seelenanteil. Die Venus bringt ihr Liebe, Zuversicht und Vertrauen zurück. Und Alices Aggression gegen sich selbst geht weg, verändert sich und darf als Mitgefühl zurückkommen.
Das Kleid aus Rosen hat eine ganz eigene Magie. Alice sagt mir, dass jetzt alle Rosen geschlossene Knospen seien. Dieses Kleid erlaubt ihr, das, was geschehen ist, zu betrauern. Aber jeden Tag wird eine der Rosen aufblühen, und wenn alle Rosen auf dem Kleid aufgeblüht sind, ist die Zeit der Trauer vorbei, und Alice darf und wird wieder blühen.
Alice nimmt ihren verlorenen Seelenanteil samt Rosenkleid in sich auf, ist aber weder sonderlich berührt, noch spürt sie etwas in sich. »Wahrscheinlich, weil ich eigentlich nicht daran glaube«, sagt sie.

Neuer Seelenvertrag

Ihren neuen Seelenvertrag findet sie mühelos:

»Ich lebe Liebe und Schönheit.«

Zum Abschied sagt Alice: »Ich habe keine Ahnung, was das jetzt mit meinem Myom zu tun haben sollte, und ich glaube auch ehrlich gesagt nicht, dass sich da irgendetwas tut, aber hier«, sagt sie und klopft auf ihr Herz, »geht es mir deutlich besser, und dafür hat es sich wirklich gelohnt«.
Alices Myom verschwindet innerhalb der nächsten zwei Monate.

Familie

Beispiele für Verträge, die ein Familiengefüge negativ beeinflussen, die das Familienleben bestimmen oder die die Entstehung einer Familie verhindern; ihre Entstehung sowie ihre Auswirkungen auf das Leben des Vertragsträgers.

Thema/Problem: Workaholic-Teenager

Finn ist ein Workaholic-Teenager – so nennen seine Eltern das, die mich angerufen haben, weil sie sich inzwischen große Sorgen um ihren 15-jährigen Sohn machen. Seine Mutter erzählt mir, dass sie vor zwei Jahren einen schweren Autounfall hatten, bei dem Finns jüngerer Bruder Derek ums Leben kam. Seitdem ist Finn nicht mehr der Junge, den sie kannten. Finn war in der Schule immer mittelmäßig, er spielte gern Fußball, war sensibel, hatte damals aber gerade begonnen, die pubertäre Aufsässigkeit voll auszuleben. Seit dem Unfall aber ist er wie ausgewechselt. Er lernt wie ein Besessener. Er ist zwar nicht der Beste in seiner Klasse, weil er in Naturwissenschaften einfach nicht begabt ist, aber vom unteren Mittelfeld ist er jetzt deutlich in die obere Liga aufgestiegen. Nun könnte man natürlich sagen, dass sich Finns Eltern darüber freuen sollten, aber die tollen Schulleistungen gehen auf Kosten des fröhlichen Jungen von einst. Er trifft sich nicht mehr mit Freunden, spielt keinen Fußball mehr, nimmt an keinen lustigen Unternehmungen mehr teil und sieht blass und hager aus. Die Sitzungen beim Jugendpsychologen hat er abgebrochen, und dessen Vermutung, dass der Junge sich dafür bestrafen wolle, dass er überlebt hat, bestreitet Finn hartnäckig.

Aber der Psychologe war wirklich nahe dran, wie ich erfahre, als ich - mit Finns Einverständnis - für ihn in die Kammer der Verträge reise.

Seelenvertrag

Die im Lichtkörper gespeicherte Erinnerung zeigt den Autounfall. Der Seelenvertrag, der aus der Tatsache entstand, dass Finns Bruder dabei starb, ist ein schwarzes Stück Papier, das unter einem schweren Stein liegt. Ich muss Helfer aus der Unterwelt herbeibitten, die diesen Stein entfernen, damit ich an den Vertrag komme. Endlich ist der Stein entfernt, und ich kann die weißen Buchstaben auf dem schwarzen Papier mühelos entziffern:

»Ich muss beweisen, dass ich zu Recht am Leben geblieben bin.«

Als ich Finn von dem Vertrag berichte, scheint er wie in sich zusammenzuschrumpfen. Er sieht so klein und zerbrechlich aus, dass ich eher an einen Fünfjährigen denke als an einen 15-Jährigen. Aber dann beginnt er zu erzählen. Nicht vom Unfall, sondern davon, was vorher war: »Wir haben unsere Sporttaschen ins Auto gepackt, und Derek wollte unbedingt vorne sitzen. Das ist eigentlich mein Platz. Als der Ältere sitze ich sonst immer vorne, aber Derek hat so genervt, dass ich ihn ausnahmsweise gelassen habe. Eigentlich hätte also ich vorne gesessen, es hätte also mich erwischen müssen«.

Lösung in der Oberwelt

In der Unterwelt bedeutet mir der Hüter der Unterwelt, dass es hier nichts mehr für Finns Heilung zu holen gebe. Er sagt, ich solle in die Oberwelt reisen und dort nachfragen. Die Oberwelt bietet oft Antworten und Lösungen für Fragen der Bestimmung und Lebensaufgaben. Hier befinden sich auch die Kristallwelt der Ahnen und Verstorbenen, die Lichtwelten des höheren Bewusstseins sowie die Reiche der Steine, der Pflanzen und der Tiere. Ich verlasse also die Unterwelt und reise auf dem Pfad des Schamanen in die Oberwelt. Als der Hüter der Oberwelt erscheint, trage ich Finns Fall vor und frage den Hüter, ob er helfen könne. Der Hüter neigt den Kopf und sagt mir, dass nur Finns verstorbener Bruder Derek selbst Finn helfen könne. Ich danke dem Hüter und reise zurück zu Finn in die Mittlere Welt. Ich überbringe Finn die Nachricht des Hüters der Oberwelt und frage ihn, ob ich für ihn die Verbindung mit der Seele seines Bruders herstellen solle. Finn ist immer noch sehr blass, stimmt aber zu. Welchen Mut dieser Junge zeigt!

In der Kristallwelt der Ahnen und Verstorbenen bitte ich darum, mit Dereks Seele in Kontakt treten zu können. Derek meldet sich nach nur einigen Sekunden und möchte sehr gerne die Möglichkeit wahrnehmen, durch mich als Medium mit seinem Bruder zu sprechen.

Derek: »Finn! Finn, ich bin hier: Derek.«

Finn: »Derek! Ich wollte dir sagen, wie leid es mir tut! Es tut mir so leid, Derek!«

Derek: »Was tut dir leid?«

Finn: »Dass du sterben musstest – also dass von uns beiden du es warst, wo doch eigentlich ich sonst vorne gesessen hätte ...«

Derek: »Aber du hast nichts damit zu tun. Sonst könntest du auch sagen, Mama wäre schuld, weil sie mich geboren hat. Ich weiß hier in den Lichten Ebenen viel mehr über das, was euch noch verborgen ist. Und glaub mir: Du hast nichts damit zu tun, dass ich hier bin.«

Finn: »Geht es dir gut?«

Derek: »Ja, Finn, es geht mir gut. Sehr gut sogar. Und das liegt nicht daran, dass es hier kein Mathe gibt! (Finn muss lachen) Aber dir nicht. Was tust du nur?! Finn, wenn du mir helfen willst und meinen Tod ehren, dann ehre jeden Tag, den du lebst!«

Finn: »Derek?«

Derek: »Ja, Finn?«

Finn: »Bist du mir böse?«

Derek: »Nein, Finn, gar nicht«

Finn: »Danke«

Derek: »Ich liebe dich.«

Dereks Seele entfernt sich und geht aus dem Kontakt.

Finn verbrennt mit zitternden Händen seinen Seelenvertrag. Seinen neuen Vertrag hat ihm Derek schon ins Herz gelegt:

Neuer Seelenvertrag: »*Carpe Diem. – Das Leben ist ein Geschenk!*«

Thema/Problem: schlechte Tochter-Vater-Beziehung

Barbara studiert weit weg von zu Hause. Deshalb fährt sie an den Wochenenden oft mit ihrer besten Freundin und Studienkollegin Simone nach Hause, denn deren Familie wohnt nur eineinhalb Autostunden entfernt. Barbara fährt so gerne mit dorthin, weil sie die Atmosphäre und die Art, wie die einzelnen Familienmitglieder miteinander umgehen, toll findet. Barbara ist als Einzelkind und nur bei ihrer Mutter aufgewachsen, und die bunte, lautstark-fröhliche Umtriebigkeit von Simones großer Familie, den Zusammenhalt und die »Nestwärme« genießt sie sehr. Und es gibt noch etwas, was Barbara an Simones Zuhause fasziniert und anzieht: das liebevolle und harmonische Verhältnis, das Simone und ihr Vater miteinander haben. Wenn Simone über ihre Eltern spricht - und das tut sie oft -, geschieht das immer voller Wertschätzung und Liebe. Wenn Barbara über ihren Vater spricht - und das tut sie selten -, ist es sachlich-distanziert oder eher kritisch. Seit Barbaras Mutter gestorben ist und sie bei Simone ständig mit dem Thema konfrontiert wird, beschäftigt sich Barbara mit der Frage, warum ihr Verhältnis zu ihrem Vater so kühl ist. Sie korrigiert sich innerlich: Es ist gar nicht kühl. Ihr Vater ist ihr ... gleichgültig, schon immer gewesen, seit sie sich bewusst erinnern kann. Ihre Eltern haben sich scheiden lassen, als sie drei Jahre alt war, und ihr Vater war anschließend einige Jahre im Ausland. Seit Barbaras achtem Lebensjahr wohnte er aber nur 20 Kilometer entfernt in der nächsten Stadt, und sie sahen sich viel und regelmäßig. Ihr Vater gab und gibt sich sehr viel Mühe um sie, es gibt gemeinsame Urlaube, er hilft ihr in der Schule, lädt später auch ihren jeweiligen Freund ein und bezuschusst ihr Studium. Aber in ihrem Erleben bleiben sie sich trotzdem fremd. Barbara entzieht sich seinen Versuchen, sie in seine Welt einzubinden, da sie sie größtenteils nicht interessiert. Sie schlussfolgert sehr logisch, dass das wahrscheinlich an den Jahren liegt, die sie völlig ohne Vater verbracht hat, aber das hilft ihr bis jetzt nicht, ihre Haltung zu ändern. Aber genau das ist ihr inzwischen wichtig geworden: Sie möchte ihr Verhältnis zu ihrem Vater verbessern.

Seelengeschenk

Als ich in der Unterwelt ankomme und dem Hüter den Navigator-Stein zeige, führt dieser mich zielstrebig an der Kammer der Verträge vorbei und gleich zur Tafel der Geschenke. Dort steht ein elfenbeinfarbenes Kästchen. Eine Stimme sagt: »Bring es sofort zu ihr«.

Ich unterbreche also die Reise und überbringe Barbara das Geschenk. Sie ist neugierig darauf, zu erfahren, was das Kästchen für sie bereithält, und nimmt über den informierten Stein Kontakt auf. Noch bevor ich irgendeine Frage stellen kann, sagt Barbara: »Das Kästchen ist ein Wunschkästchen. Ich soll es öffnen. (Pause) Ich habe das Kästchen aufgemacht, und da liegt ein Zettel drin … Aber ich kann nicht erkennen, was darauf steht«. Wir probieren einiges aus, aber Barbara kommt nicht weiter. Darum biete ich ihr an, zu versuchen, dem Kästchen bzw. dem enthaltenen Zettel auf die Spur zu kommen. Ich nehme den informierten Seelengeschenk-Stein und reise noch einmal zur Tafel der Geschenke zurück. Dort bitte ich um Hilfe, sehen zu können, was an oder in diesem Kästchen wichtig ist. Es erscheint eine Art Zwerg. Er stemmt die Hände in die Hüften und legt los: »Wer will das wissen und warum?« Ich stelle mich vor und erkläre, dass ich als Barbaras Schamanin beauftragt bin, das Geheimnis ihres Seelengeschenks zu entschlüsseln. »Das da?«, fragt der Zwerg und deutet mit dem Kopf auf das Kästchen. Ich nicke. »Es ist ein Wunschkästchen«, krächzt er. Ich nicke wieder, weil ich das ja schon weiß. »Und?«, frage ich. »Und, und, und!!!«, äfft er mich nach, »Was denn noch?« Ich frage ihn, ob der Zettel wichtig sei. »Das einzig Wichtige«, antwortet er und reicht mir eine riesige pinkfarbene Fliegerbrille. Meinen Dank wehrt er mit einer ungeduldigen Handbewegung ab und verschwindet. Ich setze die Brille auf und schaue auf den Zettel.

Zurück in der Mittleren Welt gebe ich Barbara den Stein zurück: »Ich konnte lesen, was auf dem Zettel steht. Es ist eine Frage: ›Was wünscht du dir am meisten von deinem Vater?‹«

Damit hat Barbara nicht gerechnet, und in ihrem Gesicht steht ein ablehnender, verschlossener Ausdruck. Aber sie überwindet sich und denkt nach. Spöttisch sagt sie: »Ich soll jetzt aber nicht ›Liebe‹ sagen, oder?« Ich sitze nur da, sage nichts und halte die Energie, die gerade im Raum ist, für sie aufrecht. Barbara denkt intensiv nach: »Ich weiß nicht ... ich wünsche nichts, und ich will nichts von ihm«. Sie schweigt wieder, und ich kann sehen, wie es in ihr arbeitet. Plötzlich beginnt ihre Unterlippe zu zittern, und sie ringt sichtbar um Fassung. Dann flüstert sie gequält: »Ich wünschte, er hätte mich gewollt«. Sie ist völlig überrascht, was da aus ihrem Mund gekommen ist. Und betroffen. Das Geschenk des Kästchens ist eine Erkenntnis, die Barbara gebraucht hat, damit eine alte Wunde in die Heilung gebracht werden kann: die Erkenntnis, dass ihr ihr Vater nie gleichgültig gewesen war und dass es sie bis auf den Grund ihres Seins verletzt hat, dass ihr Vater damals kein Kind wollte. Dass er sie nicht wollte.

Ich bitte sie, sich wieder auf die Liege zu legen, und reise zurück in die Unterwelt, denn es fehlen ja noch der Seelenvertrag und der verlorene Seelenanteil.

Seelenvertrag

In der Kammer der Verträge sehe ich links einen Embryo und neben ihm einen Mann, der ihm den Rücken zukehrt. Rechts neben dem Mann steht ein Mädchen, das wiederum dem Mann den Rücken zukehrt. Die Szene verblasst, und an ihrer Stelle erscheint ein ebenholzfarbenes Kästchen. Und auch in diesem Kästchen liegt ein Zettel. Es ist Barbaras Seelenvertrag, und ich kann ihn auf Anhieb lesen:

»Du wolltest mich nicht, dann kriegst du mich auch nicht.«

Dieser Vertrag ist der Schlüssel zu Barbaras angeblicher Gleichgültigkeit ihrem Vater gegenüber. Sie hat den Schmerz über seine Ablehnung für sich selbst aufgefangen und erträglich gemacht, indem sie einen »Rache«-Seelenvertrag geschmiedet hat im Tenor »Du willst mich nicht? Macht mir gar nichts, denn ich will dich auch nicht«.

Verlorener Seelenanteil
In der Kammer der Gnade stehen eine männliche, blau schimmernde und eine weibliche, grün schimmernde Lichtgestalt. Ihre Hände sind in Form einer Lemniskate miteinander verschränkt.
Im Steingespräch erkennt Barbara in ihnen ihre kosmischen Eltern, Mutter Erde und Vater Himmel, und sie spürt die Verbindung zwischen sich und ihnen so stark, dass es keine weitere Erklärung braucht.

Neuer Seelenvertrag: Barbara scheint von innen heraus zu leuchten, als sie sagt:

»Ich habe Mutter UND Vater.«

Barbara bleibt die Welt ihres Vaters weiterhin eher fremd, aber sie kann jetzt öfter mit Respekt und oft sogar mit echtem Interesse auf ihren Vater reagieren. Das Verhältnis zeichnet sich immer noch nicht durch besondere Nähe aus, aber Barbara würde das Wort »Gleichgültigkeit« nun nicht mehr im Zusammenhang mit ihrem Vater benutzen. Seit Barbara nicht mehr gegen seine Bemühungen kämpfen muss, und er nicht mehr gegen Barbaras unsichtbare Mauer anrennt, ist mehr Raum für lebendige Interaktion zwischen ihnen.

Aber vor allem: Barbaras wütende Sehnsucht nach einem Vater hat sich aufgelöst, und etwas Wesentliches hat sich in ihrem Lebensgefühl verändert. Sie fühlt sich »ganzer«.

Thema/Problem: Mann wird mit Frau und Kindern immer cholerischer.

Winfrieds Anliegen ist die Behandlung seiner wachsenden Unbeherrschtheit. Er ist stolzer Vater von zwei Kindern und seit 12 Jahren verheiratet. Durch die Eheberatung, zu der seine Frau ihn gedrängt hat, ist Winfried klar geworden, dass tatsächlich er der Dreh- und Angelpunkt der häuslichen Spannungen ist. Früher war eines seiner Kennzeichen seine besondere Gelassenheit, aber seit einigen Jahren wird er zunehmend ungehaltener. Er selbst hätte das gar nicht so gemerkt, aber im Zuge der Therapie und der langen Gesprächen mit seiner Frau ist es ihm dann doch bewusst geworden, dass es sich dabei um einen Prozess handelte, der schon vor längerer Zeit mit zunehmender Ungeduld begonnen hatte und sich inzwischen zu einem regelrecht cholerischen Verhalten ausgewachsen hat. Er schreit schnell, vor allem bei den Kindern, regt sich über Nichtigkeiten auf und verliert bei Auseinandersetzungen mit seiner Frau immer öfter verbal die Beherrschung.
Ich bitte Winfried, die Gefühle in den Stein zu blasen, die hochkommen, wenn er an seine Ausbrüche denkt. Winfried sagt, er fühle sich wie ein Dampfkochtopf, der zu viel Druck habe.

Entstehungsgeschichte des Seelenvertrages

Winfrieds Seelenvertrag ist ein Erbvertrag aus der Männerlinie. In der Kammer der Verträge zeigt sich eine Bergarbeitersiedlung. Die Zechen sind geschlossen worden, und die Menschen dort brauchen eine neue Lebensperspektive. In einem der schäbigen Häuschen ohrfeigt eine stark betrunkene Mutter ihre kleine Tochter. Als der kleine Sohn versucht, die Mutter von dem Mädchen wegzuziehen, wirft sie eine Tasse nach ihm und bricht auf dem schmutzigen Fußboden zusammen. Der

Junge starrt leichenblass auf die reglose Mutter, das kleine Mädchen weint, und das Baby im Hinterzimmer schreit wie am Spieß. Der Vater erscheint mit einem Koffer in der Hand. Er bricht auf nach Amerika, um dort ein neues Leben für sich aufzubauen. Es ist die einzige Perspektive, die er noch sieht. Er wirft einen Blick auf das gewohnte Szenario, kniet sich dann vor den etwa 8-jährigen Jungen und nimmt ihn bei den Schultern: »Hör gut zu, mein Sohn«, sagt er eindringlich, »Du musst auf deine Mama und deine Geschwister aufpassen, hörst du? Du bist jetzt der Mann im Haus. Du bist der Einzige, auf den ich mich hier verlassen kann.«

Seelenvertrag: »Ich muss immer stark sein.«

Als ich Winfried seinen Seelenvertrag und die Entstehungsgeschichte dazu erzähle, hört er es sich erst ganz ruhig an, dann hakt er noch einmal nach: »Aber meine Familie ist nicht so. Die Kinder sind großartig, wir haben keinerlei existenzielle Probleme, und ich bin ja da und nicht irgendwo weg.« Ich erkläre Winfried, dass es zum einen nicht um die Geschichte des Vaters dieser Familie, sondern die des Sohnes geht, und zum anderen, dass es sich um einen vererbten Seelenvertrag handelt. Das bedeutet, auch wenn seine Lebenssituation ganz anders ist als die, in der damals der Seelenvertrag entstanden ist, richtet sich Winfrieds Welterleben und sein Empfinden nach dem Vertrag und den damit verbundenen, im Lichtkörper gespeicherten Erinnerungen. Winfried nickt. Jetzt kann er sich erklären, warum er immer das Gefühl hatte, er müsste in der Familie der Fels in der Brandung sein, immer ruhig, immer überlegt und ordnend, immer ... stark. Er versteht, dass dieser Seelenvertrag jeden Menschen in eine komplette Überforderung treiben würde und dass solch ein Vertrag auch eine Isolierung für Winfried bedeutete: Er musste es immer schaffen und zwar ohne dass er sich einmal anlehnen, ausruhen oder schwach sein dürfte. Die permanente Überforderung, die sich unbewusst in Winfried abspielt, führte dazu, dass er eben wie der von ihm benannte Dampfkochtopf immer mehr unter Druck gerät ... und immer schneller und öfter explodiert.

Verlorener Seelenanteil

In der Kammer der Gnade kommt mir Winfrieds verlorener Seelenanteil schon an der Pforte entgegen: Es ist Winfried, so, wie ich ihn in der Mittleren Welt in meinem Behandlungsraum mir gegenüber sitzen sehe.

Beim Steingespräch sagt der Seelenanteil Winfried, dass er ihm das Bewusstsein und die Identität eines erwachsenen Mannes zurückbringe, verbunden mit all dem Wissen, Können und der Lebenserfahrung des erwachsenen Winfrieds. »Was verändert sich in Winfrieds Leben, wenn du wieder bei ihm bist?«, frage ich. Der Seelenanteil antwortet: »Die Hilflosigkeit geht weg. Und in der Stärke ist kein Schmerz mehr«. Winfried nimmt seinen verlorenen Seelenanteil in sich auf und spürt nach. »Mein Inneres scheint sich zu strecken und zu dehnen, wie jemand, der nach langem Sitzen wieder in Bewegung kommt.« Ich sehe diese Veränderung auch deutlich in seinem Gesicht, was bei sehr vielen Menschen geschieht, wenn sie einen alten Vertrag gelöst und mit der Rückkehr ihres Seelenanteils ein Stück ganzer geworden sind. Diese Veränderung im Gesicht ist immer so schön, dass ich sie Winfried nicht vorenthalten möchte. Ich hole einen Spiegel und verlasse den Raum, damit er sich unbefangen betrachten kann. Als ich zurückkomme, sagt er nur: »Ich erkenne mich endlich wieder.«

Seelengeschenk

Winfrieds Seelengeschenk ist ein Fahrrad mit zuschaltbarem Elektromotor. Eigentlich braucht er gar keinen speziellen Kontakt durch das Steingespräch mehr, denn er hat gleich genaue Vorstellungen, was der Zauber dieses Geschenks ist: »Wenn es für mich einmal zu anstrengend und schwierig wird und ich nicht mehr treten kann, dann kann ich einfach den Elektromotor dazuschalten und komme trotzdem ans Ziel.« Ich höre das Echo seines alten Seelenvertrages aus diesen Worten und bitte Winfried, doch noch ins Steingespräch zu gehen. Als er den Kontakt zu dem Seelengeschenk-Fahrrad hergestellt hat, frage ich: »Seelengeschenk, stimmt das genau so, wie Winfried gesagt hat: dass du ihm hilfst, wenn es für ihn zu schwierig wird und er nicht mehr kann?« Winfried grinst breit, als er die Antwort des Fahrrads laut ausspricht: »Ja und Nein. Das Prinzip stimmt, aber ich darf und soll den Motor nicht erst einschalten, wenn es zu schwierig für mich wird, sondern vorher. - Und ruhig auch manchmal einfach so zum Genießen und Entspannen«.

Krafttier/Seelenhelfer

Als ich in der Unterwelt an dem Teich sitze und darum bitte, dass der passende Seelenhelfer für Winfrieds Thema erscheinen möge, zeigt sich niemand - denke ich. Ich frage mehrmals nach, bekomme aber immer nur die Antwort, genau hinzuschauen. Und dann bemerke ich ihn: Links neben dem Teich ist ein großer Stein, eher ein Felsen, den ich vorher noch nicht hier gesehen habe. Ich nehme den Felsen als Seelenhelfer für Winfried mit und bin gespannt, was er dazu sagen bzw. der Felsen über sich mitteilen wird. Winfried lässt das Bild des Felsens in sich aufsteigen und sagt: »Das Geschenk und die Heilmedizin des Felsens ist, dass er immer sonnendurchwärmt ist. Ich kann mich mit dem Rücken an ihn lehnen. Er ist perfekt dafür geformt, mich zu stützen und zu halten. Die Sonnenwärme geht auf mich über, auch wenn gar keine Sonne am Himmel ist. Ruhe. Ganz starke Ruhe. Bei dem Felsen bin ich komplett in Frieden«.

Neuer Seelenvertrag: »Ich bin mit mir und der Welt in Einklang.«

Thema/Problem: Bruch in der Familie

Als Zoe mich anruft, muss ich sie als Erstes enttäuschen: Zoe wünscht sich, dass ich bei ihrem Bruder Marcel eine Heilbehandlung durchführe, damit er wieder »normaler« wird. Sie erzählt, dass Marcel sich mit Erreichen der Volljährigkeit einer Gemeinschaft von Selbstversorgern angeschlossen hat, die ein bestimmtes Lebens- und Gesellschaftsmodell mit rigorosen Werten vertritt. Er ist mit anderen Mitgliedern dieser Gemeinschaft in einem alten Farmhaus in Frankreich zusammengezogen. Den Kontakt zu seinen Eltern hat er fast vollständig abgebrochen, weil die Reibungspunkte und das Konfliktpotenzial so groß geworden sind, dass wenig Platz für etwas anderes zwischen ihnen übrig ist. Die Eltern leiden sehr unter dem Bruch und machen sich natürlich auch Sorgen um ihren Sohn. Zoe berichtet, dass sie eigentlich noch am längsten mit ihm Kontakt hatte und noch hat, der aber in einem Stadium angekommen ist, in dem sie höllisch aufpassen muss, dass sie in ihren Mails oder seltenen Telefonaten nur unverfängliche Themen anspricht, weil alles andere sofort zu Streit oder Schweigen bzw. Gesprächsabbruch führt. »Eigentlich«, sagt Zoe, »ist der Kontakt mit meinem Bruder auf Smalltalk und Plattitüden reduziert. Wir können einfach nicht normal mit ihm reden. Er erzählt auch prinzipiell nichts mehr über sich oder die Gemeinschaft«.

Enttäuschen muss ich Zoe insofern, als dass ich ohne das Einverständnis und den Wunsch eines Menschen[18] keine Behandlungen an ihm vornehme. Als ich Zoe erkläre, warum das so ist, versteht sie dann auch gleich, dass ein solcher Übergriff auf eine Person mit schwarzer Magie gleichzusetzen wäre. Ihr Gesicht hellt sich aber wieder auf, als ich sie frage, ob sie selbst die Beziehung zu ihrem Bruder als belastet und gestört empfindet und bereit sei, das Thema »Keine lebendige Beziehung zum Bruder« in die Heilung zu bringen. Zoe nimmt diese Möglichkeit begeistert an.

Entstehungsgeschichte des Seelenvertrages

In der Kammer der Verträge sehe ich ein Seil, das in verschiedenen Abständen Knoten hat. An jedem dieser Knoten steht ein junger Mann und hält das Seil. Bilder von Ketten, Seilen oder Flüssen, die in die Vergangenheit reichen, deuten immer auf einen Generationenvertrag hin. Dann wechselt das Bild, und ich sehe eine schreiende, verzweifelte Frau, die ihr Kind auf dem Arm hält, weißgewandete Männer, die wartend am Eingang der Behausung stehen und den Ehemann, der zu seiner Frau spricht: »Du wusstest es, dass es in meinem Volk so ist: Der Erstgeborene wird zum Wohl des ganzen Stammes geopfert. Gib ihnen jetzt das Kind.«

18 *Ausnahmen sind Menschen, die nicht oder nicht mehr diesen Wunsch äußern können und in der Obhut eines anderen Menschen stehen, wie etwa Babys und kleine Kinder, Schwerstkranke, Komapatienten, Sterbende oder geistig beeinträchtigte Menschen.*

Seelenvertrag

Der Seelenvertrag, der mit dieser Erinnerung verbunden ist, steht als Gesetz in einen großen grauen Stein gemeißelt:

»Der Erstgeborene muss sterben«.

Zoe ist überrascht, als ich ihr von der Entstehung und vor allem von dem Vertrag erzähle, und kann ihn überhaupt nicht mit ihrem Thema in Zusammenhang bringen. Doch das Stichwort »Generationenvertrag« lässt sie aufhorchen. Ich erzähle ihr ein wenig über solche Familienverträge, die sich durch die Generationen wie ein roter Faden ziehen. Zoe denkt nach und geht in Gedanken ein wenig die Familiengeschichte nach verstorbenen Söhnen durch ... und zieht scharf die Luft ein: »Doch, da ist was! Der älteste Bruder meines Vaters ist jung gestorben und der älteste Bruder meiner Mutter auch. Und ich weiß, dass der Opa oft erzählt hat, dass sie ursprünglich vier Geschwister waren, aber sein großer Bruder durch einen Holzfällerunfall umgekommen ist. Mein Opa war der älteste von den noch lebenden Geschwistern – also muss dieser Bruder der Erstgeborene gewesen sein!«
Wir kommen darauf, dass ihr Bruder Marcel es zwar geschafft hat, am Leben zu bleiben, aber sein Platz in der Familie ebenso leer steht, als ob er verstorben wäre. Die Beziehung zwischen Marcel und seinen Eltern ist nicht lebendig, und auch zu Zoe gibt es nur eine starre, unlebendige Verbindung.
Als es um das Verbrennen des Vertrages geht, fragt mich Zoe unsicher, ob sie denn überhaupt diesen Vertrag, der doch zu Marcel gehört, lösen dürfe. Ich sage ihr, dass dieser Vertrag nicht Marcels persönlicher Seelenvertrag sei, sondern ein Familienvertrag. Da Zoe Teil dieser Familie ist und der Vertrag sie genauso betrifft, hat sie auch das Recht

und die Erlaubnis, ihn aufzulösen. Der Vertrag verbrennt schnell und vollständig. Die Zeit ist wohl überreif dafür.

Verlorener Seelenanteil

Ich bringe Zoe aus der Kammer der Gnade eine brennende rote Kerze mit. Zoe erfährt, dass die Kerze ein Lebenslicht ist und dass sie dieses Lebenslicht in ihre Familie bringen soll. Das Lebenslicht hat für Zoe ganz viel Kraft und Wärme, aber sie weiß nicht recht, wie sie es anstellen soll, es in die Familie zu bringen. Ich schlage ihr vor, auf ihrem Fensterbrett einen Kreis zu bilden aus Steinen, die sie mit ihrem Atem informiert hat und von denen jeder ein Mitglied ihrer Familie symbolisiert. Natürlich ist Marcel auch darunter. In die Mitte des Kreises stellt sie dann das Lebenslicht. Ich empfehle ihr auch, den Kreis für die Dauer von 21 Tagen, einen Sonnenzyklus lang (da es sich um einen Männer-Vertrag handelt), aufrechtzuerhalten, für das Lebenslicht ein Teelicht in brandsicherem Kerzenhalter zu verwenden und jeden Tag neu zu entzünden.

Weder ein Geschenk, noch ein Krafttier, noch ein neuer Vertrag sind vonnöten. Es ging nur um die Auflösung der traumatischen Speicherung eines Gesetzes aus längst vergangenen Zeiten.

Marcel nimmt im Laufe der folgenden acht Monate den Kontakt zu seiner Familie wieder auf, und es gibt vorsichtige Anknüpfungspunkte, die von beiden Seiten erstaunlich nachdrücklich gehegt und gepflegt werden.

Heimatlosigkeit

Beispiele für Verträge, die Beheimatung und Integration verhindern sowie das Erleben von Ausgrenzung, Nicht-zugehörig-Sein und innere Zerrissenheit fördern; ihre Entstehung sowie ihre Auswirkungen auf das Leben des Vertragsträgers.

Thema/Problem: häufiges Umziehen, nirgendwo wurzeln können

Moritz und seine Familie (Ehefrau Susa, Tochter Lea) ziehen gerade zum dritten Mal um – und wollen endlich bleiben, irgendwo ankommen und sich verwurzeln können. Schon allein wegen Lea, die jetzt bald in den Kindergarten kommt und dann nicht immer aus ihrem Umfeld herausgerissen werden soll. Moritz ist Teilnehmer in einer unserer Heilerausbildungen und nutzt die Gelegenheit, im Kurs dieses Thema zu bearbeiten. Die Teilnehmerin, die mit ihm arbeitet und den Platz der Schamanin einnimmt, stellt beim anfänglichen Stein-Informierungsgespräch intuitiv die Frage, ob es einen bestimmten Zeitabstand von einem bis zum nächsten Umzug gibt. Moritz rechnet nach und erkennt das erste Mal bewusst, dass es ihn immer nach etwa zwei Jahren zum Aufbruch drängt. Als junger Mann und in der ersten Zeit mit Susa ist ihm das gar nicht so aufgefallen – im Gegenteil, sie beide fanden es aufregend, sich in immer neue Lebensabenteuer zu stürzen, ob es nun ein Studienjahr im Ausland war oder das gemeinsame Jahr in einem Kibbuz in Israel. Aber seit sie verheiratet sind und Familie wollten bzw. haben, hat sich das geändert. Die Sehnsucht, ein echtes Zuhause zu finden, einen Ort, wo sie hingehören, wurde immer stärker. Seitdem packen sie eben ihre Umzugskisten mit der Hoffnung, dass es am neuen Ort endlich so etwas wie Beheimatung geben wird.

Entstehungsgeschichte des Seelenvertrages

Die Schamanin in Ausbildung findet in der Kammer der Verträge Läuse und ein Stück verschimmeltes Brot, und sie beginnt plötzlich, von innen heraus zu frieren. Sie verbindet mit diesen drei Wahrnehmungen in erster Linie Kerker/Gefängnis und geht von einem solchen Szenario aus. Doch dann kommt sie nicht weiter, weil sie einfach keinen Vertrag dazu findet und der Hüter immer nur auf das Brot und die Läuse weist. Die beiden unterbrechen deshalb die Behandlung an diesem Punkt und bitten mich um Mithilfe. Ich erinnere sie daran, dass es oft in die Irre führen kann, wenn der Schamane versucht, aus dem Gesehenen einen Sinn zu konstruieren, und schlage ihr vor, nochmals in die Kammer zu reisen und die Schlüsselfrage zu stellen: »Was ist hier geschehen?« Als sie das tut, erscheint das Bild eines Flüchtlingstrecks.

Seelenvertrag

Jetzt öffnet sich auch eine Tür in der gegenüberliegenden Wand, dreht sich und gibt den Blick auf ein Regal frei, in dem lauter Aktenordner stehen. Mithilfe des Navigator-Steins findet die Schamanin i. A. den Ordner, in dem Moritz' Seelenvertrag zu diesem Thema steht. Gespannt schlägt sie die Akte auf und blickt auf ein sehr amtlich aussehendes Stück Papier mit vielen Stempeln. Darauf steht nur ein einziges Wort:

»Vertriebene«.

Als die Schamanin i. A. Moritz das Bild vom Flüchtlingstreck und den gefundenen Seelenvertrag erzählt, strahlt Moritz: Endlich ist die

Lösung seiner Heimatlosigkeit nahe, denn zweifelsohne hat seine begabte Kollegin den Schlüssel gefunden. Moritz' Großeltern stammen aus Siebenbürgen und wurden im Zweiten Weltkrieg 1944 vertrieben. Es folgten harte Jahre der permanenten Umsiedlung und des Versuchs, als mittellose Flüchtlinge im Nachkriegsdeutschland Fuß zu fassen. Und auch Moritz' Eltern haben den Lichtkörperabdruck aus diesem Erleben übernommen: Sie leben nun schon seit über zwei Jahrzehnten in einem kleinen Dorf in Bayern, sind aber nie wirklich ganz »Hiesige« geworden. Sie sind bestens integriert und mehr als wohlgelitten, aber das Fremdsein und Entwurzeltsein haften ihnen an wie eine Art Geruch, den sie nie losgeworden sind.

Moritz verbrennt seinen ererbten Seelenvertrag in Gedanken an seine Großeltern und verbindet sich in aller Liebe mit ihnen. »Endlich hört der Flüchtlingstreck unserer Familie auf«, denkt er und atmet tief den Transformationsrauch ein.

Verlorener Seelenanteil

Aus der Kammer der Gnade erhält Moritz den verlorenen Seelenanteil zurück: Es ist ein Baumsetzling, der zu atmen, zu leben und zu pulsieren scheint.
Im Steingespräch kann Moritz den Baum näher betrachten und sieht, dass es eine Eiche ist. Moritz sieht und hört zwar (scheinbar) keine Antworten des Baumes, aber ihm fällt sofort ein, dass Eichen die Bäume sind, die als Familien-Stammbäume abgebildet werden und dann noch, dass Eichen Tiefwurzler sind. »Wir können wieder wurzeln«, sagt er, als er den Seelenanteil wieder in sich aufgenommen hat.

Seelengeschenk

Die Gaben und Verwendung der Gießkanne, die auf der Tafel der Geschenke für Moritz bereitliegt, sind ihm sofort klar. Mit der Gießkanne wird er seine Eiche gießen, doch nicht etwa mit irgendeinem Wasser. Das Seelengeschenk weist Moritz an, zu einem Platz in seinem Herzen zu gehen. Dort wird er die Quelle des Wassers des Lebens finden. Und mit diesem Wasser soll er täglich, einen Sonnenlauf, also 21 Tage, lang, die Eiche gießen. Natürlich probiert er es sofort aus, und siehe da: Schon nach der ersten Wassergabe beginnt die junge Eiche, ein Stück zu wachsen, und das Grün ihrer Blätter wird intensiver.

Krafttier/Seelenhelfer

Moritz ist sehr bewegt, als sein Seelenhelfer erscheint: Es ist Moritz' Großvater. Er legt ihm eine Hand auf die Schulter und Moritz spürt die Wärme, die von ihm ausgeht. Moritz nimmt wahr, dass sein Großvater gekommen ist, um ihm zu helfen. »Er sagt, er wisse, wie es sei, wenn man mit seiner Scholle, mit dem Stück Erde unter sich und dem Himmel über sich verbunden sei.«

Neuer Seelenvertrag: »Ich darf bleiben.«

Moritz bietet auch seiner Frau Susa an, mit und bei ihr nachzuprüfen, ob es etwas gibt, was Heimatlosigkeit hält. Susa stimmt zu und tatsächlich findet Moritz in der Kammer der Verträge Folgendes:

Entstehungsgeschichte des Seelenvertrages

Moritz sieht ein heftig aufgewühltes Meer und Schiffe, die versuchen, an einem fremden Strand zu landen, aber mit wütenden Kanonensalven abgewehrt werden.

Seelenvertrag

Moritz braucht gar nicht nach einem Vertragsdokument zu suchen, denn über die Schiffsszene legt sich eine Altmännerstimme, die sagt:

»Wenn du einmal die Heimat verlässt, bist du für immer fremd«.

Sowohl die Kammer der Gnade als auch die Tafel der Geschenke sind leer, und der Weg zum Krafttierplatz ist verschwunden. Es gibt hier in der Unterwelt also nichts mehr für Moritz zu tun. Aber als er den Lichtkörper seiner Frau auf kristalline Energien überprüft, die der Vertrag und die Entstehungserinnerung hinterlassen haben könnten, sieht er eine dicke Ankerkette, die um Susas Taille läuft, am Nabel eingehakt ist und dann in die Vergangenheit läuft. Diese Kette hält Susa nicht nur an etwas in ferner Vergangenheit gebunden, es teilt sie energetisch auch in zwei Hälften, und ihr Energiefluss ist damit hochgradig gestört: Ihre Sexualenergie ist so von dem kosmischen »Input« von Vater Himmel abgeschnitten, und umgekehrt haben ihre oberen Chakren keine nährende Verbindung zu Mutter Erde. Moritz löst behutsam die dicke Kette und entfernt die piercingähnliche Verankerung am Nabel. Vorsichtig bringt er den Energiekreislauf wieder in Fluss, bemerkt aber schnell, dass die Stelle, an der die Kette befestigt war, eine Verengung des Haupt-Energiekanals hinterlassen hat. Also weitet Moritz mit allen ihm zur Verfügung stehenden Mitteln diese Stelle und gleicht schließlich nur noch die Chakren aus und harmonisiert so den Energiestrom.

Neuer Seelenvertrag: »Ich bin zu Hause.«

Zu Moritz und Susas großer Überraschung stellen sich nach der Integrationszeit zwei Veränderungen ein:

1. ***Susas Schwierigkeiten*** mit ihrer Sexualität verändern sich positiv.
2. ***Moritz bekommt*** überraschend ein ungemein verlockendes berufliches Angebot - in Australien!

Mit einem weiteren Ortswechsel und dann auch noch so gravierend, haben die beiden nach ihrer Behandlung des Themas als Letztes gerechnet. Und sie entscheiden sich, dem Ruf zu folgen und packen - diesmal schon nach eineinhalb Jahren - wieder die Umzugskisten.
Was sie zu diesem Zeitpunkt noch nicht wissen: Sie gehen, um endlich zu bleiben, denn Australien wird ihre neue Heimat.

Thema/Problem: Deutsch-Perserin/ Zerreißprobe zwischen zwei Welten

Canans Großeltern sind als Bahai aus dem Iran nach Deutschland geflohen. Canan ist in Deutschland geboren, hat einen deutschstämmigen Freund und fühlt sich eingebunden und zu Hause. Doch in ihrem Zuhause ist auch die persische Heimat sehr präsent. In Sprache, Essen und natürlich vor allem in ihrer Bahai-Religion ist in Canan die Perserin lebendig, und sie scheint aus zwei Identitäten zu bestehen, die nicht miteinander vereinbar sind. Manchmal erschreckt sie die Traurigkeit und auch manchmal die Aggressionen, die das in ihr wachruft und durch die es immer wieder zu heftigen Szenen zwischen ihr und den Eltern, ihren Freunden und vor allem ihrem Freund kommt.

Entstehungsgeschichte des Seelenvertrages

Mich empfangen in der Kammer der Verträge flackernde Kerzen und fremdartiger Gesang. Ein orientalisch aussehendes Paar steht vor einer Art Altar und betet. Beide Partner weinen. Mit dem Bild fließt die Information, dass diese beiden Menschen alles verlassen müssen, was sie sich aufgebaut haben. Und ich weiß, dass sie nun stillschweigend vor dem Altar den Schwur ablegen, den sie vereinbart haben. Die Worte, die sie lautlos, aber in aller Inbrunst, aussprechen, lassen leuchtende Energiefäden aus ihrem Herzen wachsen, die sich um den Altar wickeln und wie Rankpflanzen weiterwachsen, aus dem Fenster hinaus, und sich um Bäume winden oder in die Erde hineinwurzeln.

Seelenvertrag: »Wohin auch immer Gottes Atem uns weht, wir verraten nicht Gott und nicht unser Land. Stolz und dankbar tragen wir die Heimat in unseren Herzen.«

Canan kann sich einfach nicht entschließen, dieses Versprechen dem Feuer zu übergeben, weil es ja ein heiliges Versprechen ihrer Großeltern ist. Das erscheint ihr wie ein Sakrileg.
Darum schlage ich vor, dass sie sich erst einmal mit ihrem Seelengeschenk beschäftigt.

Seelengeschenk

Canan nimmt den Stein auf, in den sie ihr Seelengeschenk geblasen hat: Es ist ein Amulett in Form einer Vesica Pisces[19]. Erst denkt Canan,

19 *Die Vesica Pisces (lat. Fischgefäß) ist ein uraltes Symbol, das die Verbindung von zwei Welten bzw. zwei Polen wie Göttliche Welt-Menschenwelt oder Weiblichkeit-Männlichkeit zeigt. Eine ihrer berühmtesten Abbildungen findet sich im Chalice Garden in Glastonbury.*

sie solle das Amulett um den Hals tragen, aber da eröffnen sich ihr überhaupt keine Gaben und Heilgeschenke. Auf meine Frage, was Canan denn mit ihrem Seelengeschenk tun solle, nimmt sie verwundert die Antwort wahr, sie solle es auf den Boden legen. Also steht Canan auf und stellt sich vor, wie sie das Amulett vor sich hinlegt. »Es wird größer!«, ruft sie überrascht und nimmt mit ihrem inneren Auge wahr, dass das Amulett so lange wächst, bis es etwa einen Meter Durchmesser hat. »Ich soll mich in die linke Hälfte stellen«, sagt Canan und tut genau das. Als sie in dieser linken Hälfte der Vesica Pisces steht, fühlt sie sich stark, selbstbewusst und voller Tatendrang. Dann wechselt sie auf Anweisung des Amuletts in die rechte Seite. Sie sagt, dass diese Hälfte wie mit blauem Licht erfüllt sei und sie sich ganz intensiv als Frau fühle. Ganz unvermittelt spricht sie die Erkenntnis aus: »Links ist mein Deutschsein und rechts das Persische!« Schließlich weist das Amulett sie an, sich in die Mandorla[20] zu stellen, den mandelförmigen Raum, der zu beiden Hälften gehört. Und hier stellt Canan etwas fest, was für sie sehr bedeutsam ist: »Ich bin kein Mischling oder jemand, dessen Ichs in Widerspruch stehen. Die Verschmelzung der beiden Hälften macht etwas ganz Neues, Eigenes. Und das bin ich. Ich kann beide Quellen, die mein Ich nähren, ehren und lieben, denn ich bin mehr als beide Hälften, genau wie ein Kind nicht die Schnittmenge aus Mutter und Vater ist, sondern viel mehr und ganz einzigartig«.

Jetzt kann Canan das Amulett in ihr Herz nehmen. Sie atmet tief durch und ist nicht nur völlig begeistert, sondern auch ganz klar in

20 *Als Mandorla bezeichnet man die scheinbare Schnittmenge beider Kreise in der Vesica Pisces, die jedoch einen ganz eigenständigen energetischen Bereich, etwas Drittes, bildet.*

ihrer Entscheidung, den ererbten Schwur der Großeltern lösen zu wollen. Sie ist jetzt ganz sicher, dass sie ihre Herkunft mit dankbarem Herzen als lebendige Wurzel ehrt, aber der Schwur ihrer Großeltern von damals zu deren Leben, nicht zu ihr gehört. Behutsam legt sie das Papier mit dem Seelenvertrag in die Feuerschale und spricht ein Segensgebet, bevor sie ihn anzündet. Canan möchte auch den Dank an ihre Großeltern mit hineingeben, dass sie ihr mit ihrer unglaublich mutigen Flucht das Aufwachsen in Freiheit und Sicherheit ermöglicht haben. Sie wählt sich dafür eine getrocknete Rosenknospe, bläst ihren Dank hinein und gibt sie zu dem brennenden Vertrag ins Feuer.

Canan hat das Gefühl, dass kein neuer schriftlicher Vertrag nötig ist, weil alles, was sie braucht, in der Vesica Pisces, ihrem Seelengeschenk, steckt. Trotzdem rate ich ihr, doch eine neue Wahrheit vertragsähnlich zu manifestieren und eine Vesica Pisces etwa auf ein großes Flipchartpapier zu malen, auf jeden Fall groß genug, um sich einen Mondzyklus lang jeden Tag bewusst in die linke Hälfte, die rechte Hälfte und in die Mandorla zu stellen. Das ist für Canan stimmig – und sie möchte die Transformationsasche des verbrannten Vertrages mitnehmen, um sie an einer bestimmten Stelle zu verstreuen, die ihr viel bedeutet.

Krafttier/Seelenhelfer

Canan bekommt einen leuchtend bunten Pfau, der ihr die bewusste Schönheit der Seele und inneren Frieden bringt.

Thema/Problem: sich fremd in dieser Welt fühlen/sich nirgendwo zugehörig fühlen

Martha geht schon seit vielen Jahren ihren spirituellen Weg. Sie arbeitet als Tierheilpraktikerin und leitet Delfin-Projekte für behinderte Kinder. Ihre Verbindung zur feinstofflichen Welt ist stark und in ganz lebendigem Fluss, und dieses Sein beglückt und erfüllt sie. Aber es gibt einen großen Punkt, an dem sie sich immer wieder reibt: dieser Planet. Martha fühlt sich, seit sie denken kann, fremd hier, und die Melancholie und trauererfüllte Sehnsucht ziehen sie seelisch immer wieder hinunter. Zusätzlich ist Martha der Überzeugung, dass es irgendwie falsch ist, nicht positiv mit der Erde verbunden zu sein, wodurch etwas in ihr nicht im Gleichgewicht ist.

Entstehungsgeschichte des Seelenvertrages

Ein Himmel voller Sterne, Kometen mit sprühenden Lichtschweifen, Klänge reiner Schönheit und dazwischen schwebt eine hauchzarte Lichtkugel: eine Seele auf dem Weg zur Erde. Dann sehe ich ein Neugeborenes in einem regelrechten Schockzustand: Es liegt völlig allein in einem Glaskasten, und in seiner Nase stecken Plastikschläuche. Es weiß eines mit Bestimmtheit: Dieser dunkle Ort mag vorübergehend eine Art Zwangsaufenthalt erfordern, aber ein Zuhause ist er mit Sicherheit nicht.

Seelenvertrag: »Meine wahre Heimat ist bei den Sternen.«

Martha bricht in Tränen aus, als sie den Seelenvertrag geschrieben vor sich sieht. Ihre ganze Sehnsucht, ihr ganzes Heimweh bricht sich Bahn.

»Ja«, flüstert sie, »ich will endlich wieder nach Hause!« Den Vertrag auflösen möchte sie nicht. »Das ist, als ob ich mir den Rückweg, meinen einzigen Weg zum Heimkommen verbrennen würde.«

Verlorener Seelenanteil

In der Kammer der Gnade schwebt in der Luft ein exquisit geformter Glasflakon. Er ist mit Regenbogenlicht gefüllt und bringt Martha die Schönheit und Magie der Welt zurück. Aber als ich den verlorenen Seelenanteil von Martha frage, ob er denn bereit sei, zu ihr zurückzukehren, verneint er dies.

Solange der alte Seelenvertrag besteht, sei kein Platz für ihn, sagt er. Martha ist inzwischen etwas angespannt, weil ihr alter Vertrag nicht aufgelöst ist, ihr Seelenanteil noch nicht zurückkehren will und sie nicht weiß, ob die Heilung so funktionieren wird. Nervös wendet sie sich ihrem Seelengeschenk zu.

Seelengeschenk

Marthas Seelengeschenk ist ein Fernrohr. Als sie im Steingespräch in ihrer inneren Vorstellung durch dieses Fernrohr schaut, sieht sie den Planeten Erde von ganz weit weg als Teil des Universums. Verblüfft stellt sie fest: »Die Erde ist ja auch ein Stern!« Und damit ist Martha auch gleich ihr neuer Seelenvertrag klar.

Neuer Seelenvertrag: »Auch diese Erde ist mein Stern.«

Mit dem Wissen um diesen Seelenvertrag, der für Martha so etwas wie eine Optimierung oder Korrektur ihres alten Vertrages darstellt, will sie leichten Herzens und sofort den alten Seelenvertrag verbrennen. Nachdem dies vollbracht ist und Martha ganz entzückt immer wieder ihren neuen Vertrag vor sich hinmurmelt, steht auch der Rückkehr des verlorenen Seelenanteils nichts mehr entgegen.

Thema/Problem: sich in der eigenen Familie fremd und unwohl fühlen

Werner hat sich als Jugendlicher oft gefragt, ob er überhaupt das leibliche Kind seiner Eltern ist oder ob sie ihn vielleicht adoptiert haben. Er hat bald herausgefunden, dass er mit Sicherheit das leibliche Kind seiner Eltern ist, aber auch damit hat sich Werners Gefühl, nicht zu dieser Familie zu gehören, nicht verändert, und dabei ist es auch für den erwachsenen Mann geblieben. Werner fühlt sich in Gegenwart seiner Eltern und Geschwister immer fremd und auf seltsame Weise angespannt. Er meidet Familienfeste, seine seltenen Besuche sind kurz, und er hat auch nicht, wie seine Freunde, das Bedürfnis, ab und zu über seine Familie zu erzählen. Aber Werner distanziert sich nicht nur von der Familie – die ganze deutsche Spießigkeit, die Mentalität und der Charakter des Landes gehen ihm auf die Nerven. Das hat ihn im letzten Jahr dazu gebracht, beruflich nach Barcelona zu gehen. Nun hat er dort die Frau seines Lebens kennen und lieben gelernt, und für die Spanierin ist Familie eines der wichtigsten Dinge im Leben. Zudem möchte sie angesichts der wirtschaftlichen Lage in Spanien unbedingt mit Werner in dessen Heimatland Deutschland wohnen, und weder sie noch Werner können verstehen, warum sich Werner regelrecht aufgebracht und mit ganz irrationalen Argumenten dagegen wehrt. Sie hat ihn nachdrücklich darauf gebracht, dass hinter diesem Thema mehr stecken muss und dass es dringend eine Veränderung bzw. Heilung dieses Themas braucht. Weil es ihr so wichtig ist, hat er sich zu der am wenigsten aufwendigen und am wenigsten Zeit kostenden Möglichkeit entschlossen, die ihm untergekommen ist: eine Lichtkörperheilung per Telefon. Da die feinstoffliche Ebene nicht an Raum und Zeit gebunden ist, sind Fernbehandlungen meistens ohne Weiteres möglich.

Entstehungsgeschichte des Seelenvertrages

In der Kammer der Verträge hängt ein großes Hakenkreuz von der Decke. Ich höre Marschmusik und Menschen, die geduckt und schemenhaft im Dunkel vorbeihuschen. Es geht offensichtlich um das Dritte Reich. Ich frage nach, ob ich noch mehr Information brauche, aber da wird alles schon wieder dunkel. Also bitte ich um Licht für die Suche des Seelenvertragsdokuments, und mehrere fackelartige Wandleuchter flammen auf. In einem versiegelten Kuvert finde ich dann auch gleich den gesuchten Vertrag.

Seelenvertrag: »Ich muss meine Herkunft verleugnen, damit ich leben kann.«

Werner findet schnell den Zusammenhang zwischen Entstehungsgeschichte und Vertrag. Er erzählt, dass seine Vorfahren mütterlicherseits Zigeuner waren, ursprünglich Pferdehändler aus Ungarn. Unter der Regierung von Hitler haben seine Urgroßeltern damals durch gute Beziehungen, viel Geld und klugen Weitblick ihre Papiere und den Familiennamen geändert bzw. gefälscht. Eigentlich lässt Werner der gefundene Seelenvertrag völlig unberührt, doch als er ihn verbrennt, hat er heftiges Herzklopfen und würde am liebsten das Zimmer verlassen. Als nur noch Asche übrig ist, fühlt Werner eine deutliche Erleichterung. Seelenanteil wurde damals keiner abgespalten, aber ich bringe Werner ein Seelengeschenk und einen Seelenbegleiter mit.

Seelengeschenk

Werners Seelengeschenk ist ein Siegelring. Er bringt ihm Stolz und Zugehörigkeit zu seiner Familienlinie. Auf die Frage, was sich mit dem Siegelring in Werners Leben verändere, nimmt Werner ein erstaunliches Gefühl wahr: Es ist, als ob seine Füße in den Boden wüchsen. »Ich muss nicht mehr flüchten, mich nicht mehr fernhalten,« erklärt er die Körperwahrnehmung.

Krafttier/Seelenhelfer

Werners Krafttier ist der mythische Feuervogel Phönix, der zu Asche verbrennt, um daraus wieder schöner und kraftvoller als je zuvor neu geboren zu werden. Der Phönix setzt sich mitten in sein Herz und bringt ihm ein wahrhaft kostbares Geschenk mit: das Wissen, dass die Tage der Asche vorüber sind.

Neuer Seelenvertrag: »Meine Familie ist eine Quelle der Kraft und Lebendigkeit.«

Thema/Problem: sich nirgendwo zugehörig fühlen II

Pamela sucht mich auf, weil sie gerade eine Ausbildung zur Gestalttherapeutin macht und sich dort ganz unangenehm als Außenseiterin fühlt. Inzwischen graut ihr regelrecht vor den Weiterbildungsterminen. Allein, wenn beim Eintanzen Anweisungen kommen, sich paarweise zusammenzutun, wird ihr ganz schlecht – denn mit ihr nimmt meist niemand einladenden Augenkontakt auf, und weil die Gruppe aus einer ungeraden Zahl besteht, bleibt sie meistens übrig. Beim Informieren des Steines erinnert sich Pamela, dass sie auch als Kind immer am Rand gestanden hat. Durch das intensive Training im Turnverein und ihre Konzentration auf ihre Paarbeziehung ist ihr das in den letzten Jahren nicht mehr so aufgefallen, aber es gibt immer wieder Situationen in ihrem Leben, bei denen sie sich ausgeschlossen fühlt.

Entstehungsgeschichte des Seelenvertrages

In der Kammer der Verträge zeigt sich eine Erinnerung aus ferner Vergangenheit. In einer Priesterinnengemeinschaft wird eine besondere und sehr selten praktizierte Maßnahme nötig: Das Land bedarf eines Opfers, und eines der Mädchen bzw. Frauen muss ausgesucht werden. Wie in einer Großaufnahme sehe ich das entsetzte, ungläubige Gesicht der Priesterschülerin, als ihr ihr Schicksal verkündet wird. Für die junge Frau steht fest, dass sie offensichtlich die ist, auf die die Gemeinschaft am leichtesten verzichten kann, die am wenigsten fähige, wertvolle und beliebte Frau von allen. Das verletzt sie so tief, dass es fast die Angst vor der Opferung übertönt. Was sie nicht weiß, ist, dass die Führerinnen der Gemeinschaft unter den Schülerinnen gelost haben und dass sozusagen nur der Zufall die junge Frau als Opfer bestimmte.

Seelenvertrag: »Ich bin verworfen und es nicht wert, einer Gemeinschaft anzugehören.«

Verlorener Seelenanteil

Die Priesterin mit allen Ehreninsignien ihres geweihten Standes strahlt so viel Majestät und Selbstbewusstsein aus, dass Pamela ganz ehrfürchtig ist, dass diese Frau ein Teil ihrer Seele sein soll. Auf die Frage, was die Priesterin Pamela zurückbringt, ist die Antwort: »Dich«.

Seelengeschenk
Das Seelengeschenk ist ein Mistelzweig. Diese den Druiden heilige Pflanze wird für Pamela negative Energien abhalten und sie auch sonst ganz allgemein beschützen. Als Pamela ihr Seelengeschenk in ihr Herz nehmen will, »flutscht« der Mistelzweig nach oben über ihren Kopf. »Das fühlt sich ausgesprochen gut an!«, meint Pamela und spürt noch ein wenig der schützenden Energie nach.

Krafttier/Seelenhelfer
Wie Pamelas zurückgekehrter Seelenanteil, beantwortet auch ihr Krafttier, ein schneeweißer Schwan und seit alters her das Tier der Göttin, meine Fragen mit einem einzigen Wort: Liebe.

Neuer Seelenvertrag:
Pamela strahlt, als sie ihren neuen Seelenvertrag ausspricht. Sie tut es nicht besonders laut, aber die starke Energie, die aus ihrem tiefsten Herzen kommt, breitet sich im ganzen Raum aus:

»Ich bin es wert«.

Täterverträge

Täter-Seelenverträge sind oft Faktoren, die neben dem sozialen Umfeld, der Erziehung, etc bei Menschen mit erhöhtem Aggressionspotenzial oder krimineller Energie eine Rolle spielen können. Ob in der Kindheit entstanden, vorgeburtlichen Ursprungs oder geerbt. Wenn bei einer »Täterschaft« oder der Neigung dazu ein Seelenvertrag mitwirkt, dann ging häufig eine Traumatisierung durch ein Erlebnis voraus, in dem man selbst das Opfer war. Stellen Sie sich zum Beispiel die berühmten Elite-Internate für Jungen im früheren England vor. Sie waren bekannt für die sadistischen Methoden, die vor allem unter den Internatsschülern herrschten. Ein Kind, möglichst noch eines, das über wenig Selbstbewusstsein und/oder eine eher zarte Gestalt verfügte und neu in eine dieser Schulen kam, konnte dort schnell ein Opfer unglaublicher Demütigungen, Brutalität und ausgesuchter Grausamkeiten werden. In den meisten Fällen konnten sich diese Kinder auch an niemanden um Hilfe wenden, denn Lehrer und Eltern schätzten solche Hilferufe meist nicht besonders. Im Gegenteil: Sie ließen denjenigen beißenden Spott spüren und oft noch Demütigung ihrerseits obendrein, denn ein »ganzer Mann« petzt nicht, und ein Mitglied der Oberschicht bzw. des Adels ist immer Sieger und setzt sich durch, alles andere ist nicht akzeptabel.

Aus einer solchen Erfahrung können sich Seelenverträge bilden, die das Opfer in Zukunft vor dem Schmerz und der Ohnmacht schützen sollen. Typische Beispiele für Täter-Seelenverträge, die aus einer Opfererfahrung geboren wurden, sind:

- »Ich werde so viel Angst um mich verbreiten, dass mir das nie wieder passiert«,
- »Geschützt durch Angst und Schrecken, wird keiner mich entdecken (das liebe, sanfte, verletzliche = schwache und gefährdete Selbst)«,
- »Ich bin der Retter der Schwachen und Entrechteten (ich muss das Böse zerstören)«,
- »Ich darf nie wieder zulassen, dass jemand Kindern Böses tut«.

Einen solchen Tätervertrag zu lösen, bedeutet nicht gleichzeitig, dass aus einem Löwen ein Lämmchen wird. Aber es kann dazu beitragen, dass andere Strategien und Methoden besser greifen oder sogar so viel von der auslösenden Verwundung geheilt wird, dass derjenige wieder oder endlich bewusster sich und andere sowie eine Wahl seines Verhaltens wahrnehmen kann. Und manchmal, besonders bei Kindern und Jugendlichen, die in einem konstruktiven Umfeld leben, reicht tatsächlich die Vertragsänderung aus, um einen völlig neuen Weg zu beschreiten.

Fremdfesseln aus alter Zeit: Seelenverträge aus der Kollektiv-Erfahrung

Zu guter Letzt möchte ich Ihnen noch eine spezielle Art der Seelenverträge vorstellen, die ihre Wurzeln in der kollektiven menschlichen Erfahrung haben. Wir nennen sie »Fremderfahrung« oder »Fremdfesseln«. Was diese Seelenverträge von den üblichen Erbverträgen unterscheidet ist, dass sie meist mit den direkten Blutlinien in der Familie, den Männer- und Frauenlinien der direkten Vorfahren, nichts zu tun haben. In solchen Fällen finden wir im Lichtkörper eine gespeicherte Erinnerung aus der Menschheitsgeschichte, die sich – unserer besonderen Zeit der heilenden Weiblichkeit und Männlichkeit entsprechend – meistens auf allgemeine Erfahrungen der Frauengeschichte und der Männergeschichte beziehen. In der kollektiven Frauengeschichte geht es vorrangig um Entwertung, Verlust weiblicher Spiritualität und Ohnmacht. In der Männergeschichte fordern verletzte und verkrüppelte Männlichkeit, Nicht-in-die-eigene-Größe-gehen-Können sowie Ab-

geschnittenheit und Entfremdung von Mutter Erde endlich Heilung. Wie kommt jemand zu einer »Fremdfessel«? Zum einen gibt es immer wieder Menschen, die sich freiwillig entschieden haben, solche Fremderfahrungen anzunehmen, damit sie sie in die Heilung tragen können. Diese Menschen sind Personen mit hoher transformierender Kraft, die durch ihr Sein und Tun immer wieder in Prozesse gehen, die reinigend, lösend und heilend wirken. Wichtig ist dabei, dass sie selbst keinerlei Affinität zu diesen Themen haben, damit nichts davon an ihnen haften bleibt und sie schwächen kann. Viele Schamanen sowie Medizinfrauen und -männer, gerade bei Naturvölkern, heilen oder lindern Krankheiten oft, indem sie sie zum Beispiel durch Aussaugen aus dem geschwächten Patienten in sich selbst übernehmen. Wenn ihr körperliches und energetisches Immunsystem keinerlei Schwachpunkt für genau diese Krankheit, für genau dieses Bakterium oder für genau diesen Virus hat, kann der Heiler sie einfach durch sich durchleiten und ausscheiden - genau wie dies jeder gesunde Organismus tun würde. Viele Heiler und ähnlich wirkende Menschen stellen sich zur Verfügung, um an der Transformation des Menschen und dieser Erde mitzuwirken - und viele tun diese auch, indem sie bewusst oder unbewusst diese Fremderfahrungen annehmen und damit arbeiten.
Es gibt aber auch Menschen, die weder Heiler, noch Schamanen, noch spirituelle Führer sind, die jedoch durch ihre Lebensaufgabe geeignet sind, einen solchen kollektiven Liebesdienst zu tun und eine Fremderfahrung zu übernehmen bzw. zu heilen. Ich habe zum Beispiel immer wieder Klientinnen, die einen besonderen Ruf haben, mit Frauen zu arbeiten und sie - ob in Unternehmen oder im privaten Leben - zu stützen und zu stärken. Gerade bei solchen Frauen tauchen - oft kurz bevor ihr Wirken in diesem Beruf richtig Fahrt aufnimmt - überraschend oder schleichend typische »Frauenthemen« auf. Die emotionale Hef-

tigkeit und Tiefe dieser Themen verwirrt und beunruhigt oft ernstlich. All diese Frauen befinden sich auf ihrem intensiven Heils- und Heilungsweg. Sie kennen oder erhalten Möglichkeiten, um Themen und Verletzungen in die Heilung zu bringen, und – ganz wichtig – sie nutzen diese Möglichkeiten auch. Diese Menschen nehmen Fremderfahrungen – meist unbewusst – auf sich, weil sie sie tragen und vertragen können und vor allem, weil sie sie in die Heilung bringen können.

Britt ist selbstständig und coacht Frauen in und für Führungspositionen. Ihr besonderes Angebot und Anliegen ist es, den Frauen beizubringen, ihre individuellen Wege der Führung und Teamarbeit zu leben, anstatt männliche Wege zu kopieren und zu übernehmen. Getreu ihrem eigenen Angebot macht Britt immer wieder Weiterbildungen mit Selbsterfahrungsanteilen und interessiert sich auch stark für ihr eigenes, persönliches Wachstum. Natürlich sind ihr Frauenthemen gerade bezogen auf niederen Selbstwert oder Geringschätzung von Männern nicht fremd – im Gegenteil, es ist ja ihr tägliches Arbeitsbrot. Gerade deshalb überraschen sie die heftigen Emotionen, die plötzlich in ihr aufsteigen, als sie in den Medien die Berichterstattung zum Gruppenvergewaltigungsfall einer jungen Inderin verfolgt. Sie ist verblüfft über die Wut, die dabei in ihr hochbrodelt, und sie ist erschrocken über sich, wenn sie denkt »Männer! Was können sie außer Gewalt und Zerstörung!« Solche »unqualifizierten« Äußerungen – und seien sie nur in Gedanken – sind ihr eigentlich fremd. Doch Britt weiß damit umzugehen, und wendet sich an den »Schamanen ihres Vertrauens«. Dass er eine Fremderfahrung in ihrem Lichtkörper diagnostiziert, ist ihr sehr eingängig. Der Heilungsprozess berührt sie ganz außerordentlich, wenn auch in einer eher überpersönlichen Art. Und sie nimmt das »Gold« aus der Erfahrung mit: Den neuen Seelenvertrag, der – Britt einschließend – für alle Frauen dieser Welt gilt, findet Britt so kraftvoll und schön, dass sie ihn ausgesprochen erfolgreich in ihre Seminare einbaut. Und noch etwas hebt Britts Laune ganz besonders: Mit diesem Stück Heilarbeit entzündet sie ein großes Licht im Dunkel der Frauengeschichte und setzt damit zusätzlich noch auf einer viel größeren Ebene und Reichweite ihre Berufung um.

Aber nicht bei allen Trägern solcher Fremdfesseln ist es ein Akt der bewussten oder unbewussten Freiwilligkeit und damit ein Dienst an der Menschheit. Wir alle haben viele Informationen auf unserer DNS, die nicht aktiv werden und dort sozusagen schlafen. Welche Informationen wach sind und werden, und welche schlafen, ist dabei bei den Menschen sehr unterschiedlich. Aus schamanischer Sicht tragen wir alle kollektive Menschheitserfahrungen in unserem Lichtkörper. Da wir alle miteinander verbunden sind, haben wir sozusagen energetische Lichtleitungen, die die Lichtkörper aller Wesen verbinden. Das ist das wahre World Wide Web! Sind Erfahrungen, die irgendjemand auf der Welt macht, entsprechend stark und wichtig für das Überleben (traumatisch oder positiv ekstatisch), wird diese Information im Lichtkörper dieses Menschen gespeichert. Über die energetischen Lichtleitungen wird der Informationsimpuls weitergeleitet, doch wird er – je länger der Weg ist – immer schwächer, und so kommt bei anderen Menschen diese Information in immer abgeschwächterer Form an, bis sie schließlich irgendwann irgendwo von vornherein am natürlichen Lichtkörperfilter abprallt. Je schwächer ein Informationsimpuls beim Lichtkörper ankommt, desto leichter verarbeitet er ihn, um ihn einfach auszuscheiden oder positiv zu verwerten. Machen aber viele Menschen die gleiche oder ähnlich lebenswichtige Erfahrung, verstärkt sich der Energieimpuls über die Masse und kommt über die Lichtleitungen nicht nur wei-

ter, sondern auch mit sehr viel größerer Einprägekraft. Kommt dann noch zur Masse der Zeitfaktor, also dass diese Erfahrung über Jahre oder sogar Jahrhunderte und Jahrtausende wiederholt wird, prägen sich diese Menschheitserfahrungen als energetisches Erbmaterial in den Lichtkörper einer großen Anzahl oder sogar aller Menschen ein. Und wie bei anderem Erbmaterial auch, hängt es von vielen Faktoren ab, ob nun so eine kollektive Erfahrung im Lichtkörper aktiv ist oder wird oder lebenslang inaktiv vor sich hinschlummert.
Auch die Wissenschaft kommt auf das gleiche Ergebnis. Britische Forscher verglichen das Genmaterial aus 7000, 12000 und 80000 Jahre alten Knochenfunden mit dem Genmaterial der gegenwärtig auf den britischen Inseln lebenden Einheimischen. Es konnte zweifelsfrei nachgewiesen werden, dass sich bei einem großen Teil der Einwohner Erbmaterial der 7000 Jahre zurückliegenden »Verwandten« wiederfand, ein kleinerer Teil wies noch genetische Verbindung zu den 12000-»jährigen« Ahnen auf, und ein kleiner, aber doch beachtlicher Teil trug tatsächlich Erbgut in sich, das (mindestens) 80000 Jahre zurückreicht. Wenn Sie sich vorstellen, wie viele Menschen, Familien und Schicksale in wie vielen Teilen dieser Erde ein Stammbaum birgt, der 80000 Jahre alt ist, können Sie nachvollziehen, dass diese Fremdfesseln in unseren heutigen Lichtkörpern im Grunde auch nichts anderes sind als Erb-Seelenverträge.
So kann es also sein, dass ein schlimmes Erlebnis, das einen Abdruck und einen Seelenvertrag im Lichtkörper eines Kindes, einer Frau oder eines Mannes hinterlassen hat, zusätzlich durch eine kollektive Menschheitserfahrung gespeist und verstärkt wird. Dies zu wissen und einzukalkulieren, ist für einen Heiler oder einen Selbstheiler sehr wichtig. Wenn er zu einem Thema den Seelenvertrag gefunden und erlöst hat, die Wunde im Lichtkörper geschlossen und den Seelenanteil

wieder integriert hat, kann es nämlich dennoch sein, dass die Heilwirkung zu wünschen übrig lässt. Dann ist es geraten, nach einer zweiten »Wurzel« zu suchen, die das Thema noch am Leben hält, und oft sitzt diese ganz tief und unauffällig als Fremderfahrung im Lichtkörper. Eine andere typische Erfahrung mit Fremdfesseln kann daher kommen, dass jemand intensive Heilarbeit an sich vornimmt und so viel Wundschichten abträgt, dass plötzlich und meist unvermutet eine solche Fremderfahrung zutage tritt.

Lars hat vor seiner Heiler-Ausbildung eigentlich noch gar nichts in Richtung spirituelle Entwicklung oder Selbsterfahrung unternommen. Aber unsere Teilnehmer wachsen in ihr Handwerk bzw. ihre Kunst unter anderem über viele und sehr intensive eigene Heilprozesse hinein. Am letzten Kurstag wird Lars in Zusammenhang mit einem anderen Teilnehmer mit einer Situation konfrontiert, die in ihm eine Flut seltsamer innerer Bilder auslöst. Es sind machtvolle Bilder von Kriegen, Kämpfen und Gewalt, von Zerstörung und unendlicher Einsamkeit. Lars ist nicht wirklich schockiert oder emotional überwältigt von diesen Bildern. Er beschreibt es eher, als ob er im Kino einen sehr bewegenden und eindrucksvollen Film sähe. Er bittet einen anderen Kursteilnehmer, mit ihm gleich in der anstehenden Mittagspause das Thema zu bearbeiten. Und tatsächlich findet sein Schamanenkollege eine Fremderfahrung, die sich so leicht und mühelos in die Heilung bringen lässt wie eine reife Frucht, die ihm in den Schoß fällt. Diese Fremderfahrung lebte schon lange als kollektives Männergeschichtserbe in Lars' Lichtkörper, und durch die viele und intensive Heilarbeit, die Lars mit seinen eigenen Männlichkeitsthemen während der vorigen Tage geleistet hatte, konnte diese Fremdfessel nach oben steigen und gelöst werden. Das setzt seinem eigenen Heilprozess erst richtig die Krone auf, denn aktive Fremdfesseln sitzen manchmal so tief und sind von anderen, direkt vererbten oder persönlich erschaffenen Seelenverträgen turmhoch zugedeckt, dass der Träger zwar große Veränderungen in seinem Sein erfährt, aber immer noch irgendwo die negativ beeinträchtigende Information ins System »tropft«. Lars spürt die Macht der Transformation, als ihm beim Verbrennen des Vertrages schwindlig wird und er anschließend intensive Lebendigkeit und innige Verbundenheit mit der Schöpfung fühlt.

Wer in der Verantwortung und Anleitung für Heilarbeit auf Seelenebene steht - an sich selbst oder anderen -, sollte sich der Möglichkeit von aufsteigender oder aktivierter Fremderfahrung bewusst sein, damit diese richtig zugeordnet werden kann. Ich hatte erst vor Kurzem zwei Klientinnen, die durch intensive Selbsterfahrung und Seelenarbeit auf eine sexuelle Missbrauchserfahrung gestoßen waren und diese mit einem nahen Familienmitglied in Verbindung brachten. Dass dieses ehemalige Tabuthema endlich Gehör, Aufdeckung und Bearbeitung findet, ist unendlich wertvoll und ein echter Meilenstein. Dennoch verdient es die umfassende Achtsamkeit in der Behandlung, die einem so diffizilen Thema zukommt, denn eine unterlassene, ebenso wie eine getane Anschuldigung kann Leben zerstören. So konnte bei einer der beiden Klientinnen zweifelsfrei festgestellt werden, dass es sich bei der aufgedeckten Missbrauchserinnerung nicht um ihren Vater, sondern um eine Fremderfahrung gehandelt hat. Sie weinte vor Erleichterung, denn alles andere hätte ihr den Vater genommen, den sie liebt und von dem sie sich bisher behütet und geliebt gefühlt hatte.

Mit fremden Seelenverträgen und Erfahrungen kann man sich auch »infizieren« - allerdings nur, wenn man

1. ***eine Wunde oder einen Abdruck*** im eigenen Lichtkörper hat, der mit dieser Fremdenergie resoniert oder

2. ***sich gerade in der Integrationszeit*** eines verwandten Themas befindet, und der Schatten seines alten Vertrages noch um seinen Platz kämpft.

Eine der häufigsten Infektionsquellen sind Gegenstände aus zweiter bzw. x-ter Hand, und hierbei sind in erster Linie Schmuckstücke zu nennen. Selbst die rationalsten Bräute schrecken oft davor zurück, gebrauchte Eheringe zu kaufen. Und zu Recht, denn gerade an Eheringen können Schwüre, Flüche und bindende Seelenverträge hängen. Wenn es wirklich darum geht, ein ganz bestimmtes Paar gebrauchter Ringe zu erwerben oder aus Geldnöten diese Möglichkeit naheliegt, lege ich Ihnen dringend ans Herz, die Ringe zum Schamanen oder Wissenden Ihres Vertrauens zu bringen und sie dort überprüfen bzw. reinigen zu lassen. Sollte Ihnen das aus jedweden Gründen nicht möglich sein, wenden Sie wenigstens eine Minimalreinigung an. Diese minimale Reinigung befreit wirksam und zuverlässig von anhängenden Emotionen und unangemessenen Energien. Auf eventuell anhängige Seelenverträge oder Seelenanteile und Wesenheiten hat sie jedoch keinen Einfluss. Wenn Sie ein Krafttier haben oder einen anderen geistigen Führer und Begleiter, können Sie ihn oder sie befragen, ob es nötig sei, eine tiefer gehende bzw. professionelle Reinigung bei dem entsprechenden Gegenstand vorzunehmen oder nicht. Wenn Sie selbst Ihre innere Stimme gut hören oder mit Anzeigern wie Pendel oder Tensor vertraut sind, können Sie den Gegenstand auch damit überprüfen.

Aber nicht nur Eheringe sind gerne Träger machtvoller Energien. Gerade mit Schmuckstücken jedweder Art können ihre (Vor)Besitzer ganz besondere Dinge verbinden, wie etwa gegebene oder gebrochene Versprechen, ein Familienerbvertrag, der sich an die Weitergabe eines Schmuckstücks, wie Haarkämme, Taschenuhren, Manschettenknöpfe, Ohrringe oder Ähnliches knüpft, oder eine Schmuckschatulle, die etwa nur an die Ehefrau überging, wenn sie einen Stammhalter gebar. Welch bittere Entwertung von Weiblichkeit und Töchtern haftet dann eventuell an diesem Zierstück!

Grundreinigung von gebrauchten Gegenständen

1. ***Wenn der Gegenstand es verträgt,*** ohne Schaden zu nehmen, halten Sie ihn in bzw. unter fließendes Wasser und stellen sich dabei vor, wie das Wasser voll goldenem Licht ist, das alle Verunreinigungen mit sich nimmt. Wenn es das Wetter erlaubt, im Sonnenlicht trocknen und damit auch gleichzeitig positiv aufladen. Ansonsten reicht das Trocknen ganz normal mit einem Handtuch oder Küchenpapier. Dann gehen Sie ins Freie oder stellen sich ans geöffnete Fenster und blasen den Gegenstand noch einmal kräftig frei.

2. ***Gegenstände, die keine Reinigung*** unter fließendem Wasser vertragen, werden wie oben beschrieben erst einmal freigeblasen. Nehmen Sie vier Bergkristalle (die Sie natürlich vorher unter flie-

ßendem Wasser gereinigt haben), und informieren Sie jeden Kristall mit Ihrem Atem (Sie blasen also die Information mittels Gedankenkraft hinein), dass er anhängige Verunreinigungen von dem entsprechenden Gegenstand »ansaugt« und aufnimmt. Dann platzieren Sie jeden Kristall in einer der vier Himmelsrichtungen und den zu reinigenden Gegenstand in der Mitte. Wenn Sie eine Bergkristallstufe besitzen, informieren Sie diese wie beschrieben und stellen den Gegenstand darauf oder möglichst nahe daneben.
Lassen Sie das Ganze über Nacht wirken. Am nächsten Tag nehmen Sie den Gegenstand heraus und reinigen die Kristalle unter fließendem Wasser. Wenn Sie den Impuls haben, zusätzlich zu räuchern oder mittels Klängen oder Lichtsingen zu reinigen, ist das natürlich genau richtig.

Eine unserer eindrucksvollsten Erfahrungen in dieser Richtung war ein wundervoll gearbeitetes viktorianisches Medaillon, das mein Mann im Internet für mich ersteigerte. Als das Päckchen ankam, schalteten sich sofort unsere geistigen Gefährten und Krafttiere mit einem lauten »Wartet!« ein. Sie wiesen uns an, unseren Medizinbeutel mit unseren schamanischen Arbeitswerkzeugen zu holen, alles bereitzulegen und bestimmte Vorsichtsmaßnahmen zu treffen, bevor wir das Paket öffneten. Zuerst konnten wir nur ein wunderschönes Schmuckstück sehen, das ohne sichtbare Anhaftungen in seinem Nest aus rotem Samt lag. Das änderte sich allerdings sehr schnell, als wir das Medaillon öffneten: Hinter einem kleinen Glaseinsatz steckte eine Haarlocke, und aus dieser Locke quoll uns verzweifeltes Weinen und Sehnen entgegen. An das Haar war eine schon lange verstorbene Frau bzw. ihre Seele gebunden, die sich so nach ihrem Liebsten sehnte. In dem Medaillon, hatte sie ihm einst versprochen, werde sie immer bei ihm sein - nur dass er im Krieg fiel und das Medaillon über Verkauf und Vererbung in die verschiedensten Hände gelangte. Während er in den lichten Sphären auf sie wartete, hing sie verzweifelt zwischen den Welten fest bzw. an dem Schmuck. Es gelang uns, ihr klarzumachen, dass wir sie ins Licht bringen könnten. Zuerst weigerte sie sich und hielt unter verzweifeltem Schluchzen an der Bindung fest, doch als es uns gelungen war, das Tor zur Anderen Welt zu öffnen, und der Weg dorthin in strahlendem Licht erschien, wandte sie ihre Aufmerksamkeit doch dorthin. Noch zögerte sie, aber plötzlich stand in dem Lichttor eine Gestalt: Ihr Liebster war gekommen, um sie endlich wieder bei sich zu haben. Die Lichtwolke ihrer Seelenenergie flog hinauf, ihm entgegen, und die Welle an unfassbarem Glück, die von den beiden einander haltenden Lichtgestalten dort oben ausging, war so stark, dass uns die Tränen übers Gesicht liefen. Die Haarlocke verbrannten wir in einem zeremoniellen Feuer, und ich trug das Medaillon dabei, das jetzt frei war, die von mir gewählten Energien zu beherbergen.

Doch nicht nur bei Schmuckstücken können Sie sich mit Fremderfahrungen »anstecken«. Auch Kleidern, Zier- und besonderen Gebrauchsgegenständen und sogar Möbeln kann etwas anhaften. Ich möchte in Ihnen jetzt nicht die Angst schüren, dass Ihr Seelenheil bei jedem Flohmarktkauf in Gefahr gerät. Es ist nicht sehr wahrscheinlich, dass an jeder versilberten Suppenkelle oder einem gebrauchten Bilderbuch irgendwelche Wesenheiten hängen. Dagegen ist es sehr wahrscheinlich, dass sich auf den Gegenständen ebenso wie der physische Staub und Schmutz energetische Verunreinigungen befinden, feinstofflicher Dreck sozusagen. Sie haben ja auch meist das Bedürfnis, Ihre Second-Hand-Erwerbungen zu putzen oder zu waschen, bevor

Sie sie tragen oder benutzen, und nicht anders ist das auf energetischer Ebene. Der energetische Schmutz an Gegenständen ist nicht gefährlich oder löst irgendwelche Krankheiten aus, aber er kann sich in entsprechend belasteten Situationen durchaus negativ bemerkbar machen. Unser langjähriger Freund und Stamm-Kursteilnehmer Gunnar erzählte uns zum Beispiel, dass er nach der Trennung von seiner Freundin sehr deprimiert war. In dieser Zeit hatte er sich ganz gezielt neue und sehr schöne Einrichtungsgegenstände für die neue Wohnung ausgesucht. Unter anderem war eine chinesische Bodenvase dabei, die er auf einer Auktion erstanden hatte. Auf diese Vase war er besonders stolz und hatte sie im Wohnzimmer aufgestellt. Irgendwann während dieser schweren Anfangszeit nach der Trennung fiel ihm auf, dass er, wenn er sich länger im Wohnzimmer aufhielt, sich noch deprimierter fühlte. Als ausgebildeter Schamane öffnete er seine zweite Wahrnehmung (ein anderer Ausdruck dafür ist die Sicht mit dem Dritten Auge) und suchte das Wohnzimmer nach schweren Energien ab. Nach einiger Zeit hatte er schließlich eindeutig die Vase als »Bösewicht« ausgemacht. Sie dünstete regelrecht dunkelrote und schwarze Energieschwaden aus. Als er tiefer in diese Energien einstieg, erfuhr er, dass die Vase aus einem Haushalt stammte, der durch eine fürchterliche Zeit von Streit und Scheidungskrieg gegangen war. Und gerade um diese Vase als Aufhänger war eine wahre emotionale Schlammschlacht entbrannt. Nur ein Bruchteil dieser zerstörerischen Energien war an der Vase haften geblieben, aber der genügte, um Gunnars stark angeschlagenes Seelenleben noch mehr aufzuwühlen. Je nach Sensibilität hätte Gunnar keine oder nur wenig Beeinträchtigung durch die Anhaftungen gespürt, wäre er innerlich im Gleichgewicht gewesen bzw. aktuell unverletzt vom Thema Streit und Trennung.

Bei den Möbeln sind es vorrangig Betten, die Energien halten, besonders, wenn Menschen darin gestorben sind. Aber manchmal sind es auch Möbelstücke oder Einrichtungsgegenstände, bei denen man so gar nicht daran denkt. Wie zum Beispiel bei unserem freistehenden Kachelofen, den wir gebraucht gekauft haben. In seine Einzelteile zerlegt, bekamen wir das gute Stück mit der Information geliefert, dass alle Teile voll funktionstüchtig seien und es keine Schwierigkeit sei, ihn wieder aufzubauen. Aber es gab Schwierigkeiten und zwar von Anfang an: Beim Transport war die kleine Glasscheibe zerbrochen, wichtige Schrauben waren nicht auffindbar, Muttern ließen sich plötzlich nicht mehr bewegen, ein antikes Scharnier fehlte, und der Aschekasten klemmte und ließ sich auch mit viel Kraftaufwand nicht lösen. Es war, als würde der Kachelofen richtiggehend in den Widerstand gehen, um nicht aufgebaut zu werden. Dieser Gedanke rüttelte uns endlich wach, und wir konnten gar nicht fassen, dass wir vor lauter Transport- und Technikherausforderungen gar nicht daran gedacht hatten, den Ofen auf energetische Anhängsel zu untersuchen. Das holten wir jetzt schleunigst nach und erfuhren so, dass dieser Kachelofen wohl als Hochzeitsgeschenk oder besondere Liebesgabe in die junge Ehe gebracht worden war, mit dem Ansinnen, dass dieser Ofen dem Paar lebenslang Wärme spende und für sie der Mittelpunkt des gemeinsam gebauten Hauses sein würde. Aus irgendeinem Grund wurde das aber nicht bis zum Lebensende durchgehalten – eventuell, weil die Besitzer aus Altersgründen das Haus verkaufen mussten. Energetisch war der Kachelofen also fest mit seinen Vorbesitzern verbunden. Und nicht genug damit, saß auch noch so etwas wie ein Hausgeist auf dem Ofen. Der war zwar ein schützendes Wesen, aber eben nicht unseres Hauses, sondern des Hauses der Vorbesitzer. Und er war absolut »not amused«, dass »sein« Ofen in einem anderen Haus für ein anderes Paar da sein sollte. Nun reichte es natürlich nicht, diesen treuen Hausgeist höflich zu bitten, doch den Ofen zu verlassen. Denn durch den Verlust des Hauses und den Wechsel des Ofens zu uns hatte er nicht nur sein Heim, sondern auch seinen Arbeitsplatz verloren. Es brauchte eine Menge Arbeit, Mobilisierung von Helferwesen und kosmischen Ordnungskräften, bis für den Hausgeist ein neues Heim und ein neuer Wirkungskreis gefunden war. Nachdem wir dann den Kachelofen noch von seinen energetischen Bindungen befreit und von Anhaftungen gereinigt hatten, waren auch die Schwierigkeiten keine mehr: Der Verkäufer rief an, weil er das Scharnier in seiner Werkstatt gefunden hatte und bot an, zusammen mit seinem Werkzeug vorbeizukommen. Alle Probleme waren danach mithilfe des fachkundigen jungen Mannes in weniger als einer Stunde behoben.

Es kann doch manchmal wütend machen oder frustrieren, wenn zu den eigenen Herausforderungen auch noch Zusatzbürden wie Fremderfahrungen kommen. Vielleicht hilft es Ihnen dann ein wenig, daran zu denken,

1. ***dass Sie auch Nutznießer*** der positiven Abdrücke von Menschheitserfahrungen in Ihrem Lichtkörper sind,

2. ***dass es ein ganz spezielles Privileg*** der Menschen ist, die in dieser Zeit leben, daran mitzuwirken, den Schaden, den wir Menschen angerichtet haben, in die Heilung zu bringen, und

3. ***dass Sie imstande sind,*** so etwas Machtvolles zu tun: Sie formen die Zukunft der Menschen.

Sternenwissen, Adlerflüge und der Tanz der kosmischen Kräfte

Dieses letzte Kapitel möchte ich allen widmen, die Seelenverträge wie »Ich muss es allein schaffen«, »Ich darf mich auf niemanden verlassen« oder »Mir kann keiner helfen« tragen. Sie finden in diesem Buch die Anleitung zur Selbstanwendung einer der großen Heilmethoden aus der schamanischen Energiemedizin, die ich so modifiziert habe, dass sie ohne weitere Vorkenntnisse oder schamanische Erfahrungen genutzt werden kann. Mit diesem Werkzeug können Sie erstaunliche Wirkungen und handfeste Ergebnisse erzielen – dennoch ist Energiemedizin ein komplexes und vielschichtiges Geflecht aus Wissen, Methodik, Erfahrung und Können. Wenn Sie also diese Heilreise selbst oder mit einem »Reiseleiter« unternehmen, und es funktioniert für Sie gut: Herzlichen Glückwunsch! Sie haben sich wieder ein Stück Ihrer Eigenmacht und Ihres Geburtsrechtes als Selbstheiler zurückgeholt. Weiter so! Und wenn Sie Lust haben, noch mehr in diesem Bereich zu wissen und zu können, kann ich Ihnen das nur wärmstens empfehlen, denn es macht Ihr Leben heller, schöner, bunter und unglaublich spannend.

Wenn Sie aber bemerken, dass Sie auf Ihrer Heilreise zum Beispiel immer wieder mit den Gedanken abdriften oder jedes Mal alles voller Nebel ist und Sie nichts mehr erkennen können oder der Vertrag für Sie einfach nicht entzifferbar ist oder, oder, oder: Gehen Sie zu einer Schamanin oder einen Schamanen Ihres Vertrauens! Es verhält sich mit der Energiemedizin wie mit anderen medizinischen Bereichen auch: Bei einem Blinddarmdurchbruch oder einem Herzinfarkt verzichten Sie wahrscheinlich auch auf die Eigenbehandlung und gehen zum Fachmann. Ein kompetenter Schamane sieht dort hin, wo Sie als

Betroffene und Betroffener einen blinden Fleck haben. Seine Möglichkeiten, die Ursachen zu finden und zu beheben, sind viel umfassender als reine Seelenvertragsarbeit, und gerade eine professionelle Transformation von Seelenverträgen hat weitaus mehr Komponenten als die hier im Buch beschriebenen[21]. Bei einem erfahrenen Schamanen die Kraft echter Anbindung an Sternenwissen zu erleben, mit dem Adler zwischen den Welten zu fliegen und den liebevollen Tanz der kosmischen Kräfte am eigenen Leib und im eigenen Herzen zu spüren, ist ein ganz besonderes Erlebnis, das neue Welten eröffnen kann.

Viele scheuen sich, einen Schamanen zu konsultieren, weil sie fürchten, an einen Scharlatan zu geraten. Leider völlig zu Recht – aber, meine Damen und Herren, die Halbwissenden, Überteuerten und eigentlich im falschen Beruf Arbeitenden finden Sie in jedem Berufsstand, vom Handwerker bis zum Herzchirurgen. Wie überall rate ich Ihnen, gut zu prüfen, zu vergleichen und letztlich auf Ihre Intuition zu hören. Was Sie tun können, ist, einen Ruf auszusenden, dass Sie Wegweiser und Zeichen brauchen, um den für Sie geeigneten Helfer zu finden. Und bitte fügen Sie an, dass es Hinweise sein sollen, die Sie auch verstehen!

Nehmen Sie an, dass auch dieser Stolperstein aus dem Weg geräumt ist, und Sie möchten gerne eine professionelle Schamanische Sitzung in Anspruch nehmen, aber Sie finden nirgendwo einen Schamanen.

21 *Kundige Schamanen können zum Beispiel auch bei Tieren hochwirksame Heilarbeit leisten, »hängen gebliebenene« Seelen ins Licht führen, Orte wieder ins Gleichgewicht bringen, eingedrungene Energiekristalle extrahieren, den Lichtkörper von Sterbenden erleichternd und lindernd lösen helfen, uvm.*

Oder Sie haben einfach nie Zeit für einen Termin, es kommt immer etwas dazwischen, oder auf Ihren Ruf hin kommen keine Hinweise. Dann ist es Zeit, zu überprüfen, ob Ihnen nicht ein Seelenvertrag im Weg steht. Besonders Frauen haben oft Probleme, für das eigene Wohl wirkliche Hilfe in Anspruch zu nehmen, weil sie ein Seelenvertrag wie »Ich muss es allein schaffen« bindet. Auch Männer leiden häufig unter Verträgen, die ihnen wirkungsvolle Hilfe verwehren. Seelenverträge wie »Niemand darf meine Schwächen/Verletzlichkeiten entdecken« bewirken, dass sie sich niemandem anvertrauen können, der ebendiese Verletzlichkeiten sieht.

Haben Sie bei sich eine solche Resonanz entdeckt? Dann lohnt sich ein Versuch mit der in diesem Buch beschriebenen Anleitung, um den hindernden Vertrag zu knacken oder Kraft Ihres Willens den Termin bei einem Schamanen zu manifestieren und vor allem zu realisieren.

Heilungslied des Schamanen

Mutter Schlange,
Große Heilerin und Hüterin der Weisheit,
danke, dass du uns hilfst,
die Fesseln unserer Seele abzustreifen
wie du deine Haut.

Bruder Wolf,
Fährtenleser der Anderswelt,
du hilfst uns, aufzuspüren und zurückzubringen
was wir einst verloren glaubten.
Stärke unseren Mut, heil zu werden!

Großer Drache,
Hüter der Seelenschätze, hab Dank für dein Feuer,
das das Licht in uns so hell aufleuchten lässt,
dass wir nicht nur das Gold der anderen,
sondern auch unser eigenes sehen können.

Großer Adler,
Götterbote und Wanderer zwischen den Welten,
danke, dass du uns lehrst,
unsere Flügel auszubreiten, dem Wind zu vertrauen
und der Freiheit entgegenzufliegen.

Mutter Erde, deine Arme tragen mich,
Vater Himmel, deine Hände schützen mich
auf dem Weg
zurück zu mir,
auf dem Weg
zurück nach Hause.

Schamanisches Energiemedizin-Tagebuch

Das Arbeiten mit Seelenenergien, Geschenken und Helfern aus der Anderswelt folgt oft anderen Wegen und Kommunikationsarten oder zeigt sich anders, als wir es gewohnt sind oder es unseren Erwartungen entspricht. Vor allem nach einer Heilbehandlung, in der sonnen- oder mondzyklischen Integrationszeit, kann es sehr vorteilhaft sein, Geschehnisse, eingetretene Veränderungen und Botschaften der Seelenhelfer aufzuzeichnen. Die Kommunikationswege, die Sprache und die Bilder, die diese benutzen, erschließen sich oft erst beim Aufschreiben oder einige Zeit später, wenn Sie das Aufgeschriebene nachlesen und die Lichtmatrix Ihres Energiekörpers sich ganz nach dem neuen Seelenvertrag geordnet hat. Oft werden verblüffende Prophezeiungen in Wort- oder Bildform gemacht, die Sie erst dann richtig verstehen, wenn die entsprechende Situation eintritt. Können Sie dann die Voraussage konkret nachlesen, wissen Sie zum Beispiel, dass Sie sich nicht ängstigen müssen bei dem, was da auf Sie zukommt, weil die Botschaft bereits genau angekündigt hat, auf welche positive Veränderung es hinausläuft. Oder Sie können mit der Situation souverän umgehen, weil Sie die dazugehörigen Ratschläge kennen und durch das Aufgeschriebene auch erinnern.

Zudem ist es sinnvoll, sich durch die Dokumentation Ihres Heilungsprozesses bewusst zu werden, ob und was sich verändert. Ich erlebe immer wieder, dass jemand vorschnell denkt, dass sich bei ihm nichts tut, weil er oder sie gar nicht bemerkt hat, dass bereits ein oder mehrere unangenehme Symptome von früher verschwunden sind. Erst kürzlich hatte ich einen Klienten, der ein Partnerschaftsproblem mitbrachte, dabei aber auch erwähnte, wie furchtbar für ihn das ständige Zucken seines Augenlids wäre. Dieser Tick beeinträchtigte ihn inzwischen auch beruflich, da er als Pharmavertreter einen sympathischen und ausgeglichenen Eindruck auf seine Kunden machen musste. Fünf Wochen nach seiner Behandlung meldete er mir ziemlich entmutigt zurück, dass die Behandlung bei ihm nicht gewirkt hätte. Statt harmonischer Beziehung habe die Trennung stattgefunden. Während des Gesprächs klopfte ich ab, ob sich denn gar nicht bewegt hätte im Vergleich zu vorher, und da fiel ihm erst auf, dass sein Tick verschwunden war! Das gab ihm neuen Mut, auf die positive Wirkkraft seines neuen Seelenvertrags zu vertrauen und tatsächlich: Elf Monate später hatte er sich neu verliebt und zwar in eine Frau, die gar nicht seinem früheren Muster entsprach und mit der er zum ersten Mal eine erfüllende Partnerschaft erlebte. Sein Resümee: Die Trennung damals war das Beste, was ihm hatte passieren können - auch wenn sie erst sehr schmerzhaft und verletzend für ihn war.

Und schließlich gibt Ihnen das Energiemedizin-Tagebuch auch einen guten Überblick über Ihr persönliches Wachstum. Sie können nachverfolgen, wie sich die Themen in Ihrem Leben verändert haben, was Ihnen bis hierhin schon möglich war und wie selbstverständlich Sie jetzt Aspekte von sich oder ehemalige Träume leben, die für Sie damals unerreichbar schienen, als ewiger Kampf oder etwas, mit dem Sie sich abfinden müssen.

Ein Energiemedizin-Tagebuch ist kein Muss, aber oft ein sehr sinnvoller Zuckerguss auf der persönlichen Lebens-und-Wachsens-Torte.

Energiemedizinische Heilreise-Dokumentation

Datum der Heilreise:

Thema/Problem:

Wie beeinträchtigte dieses Thema mein Leben?
(Stichworte genügen)

Gab es auch körperliche Symptome und wenn ja: welche?

Mein zurückgekehrter Seelenanteil ist

und bringt mir

Mein Seelengeschenk ist

und bringt mir

Mein Krafttier/Seelenhelfer ist

und bringt mir

Was hat sich verändert?

Eintragsdaten:

Kontakte mit meinem Seelenanteil, Wahrnehmungen, Bilder, Ereignisse, Botschaften, etc.:

Kontakte mit meinem Seelengeschenk:

Kontakte mit meinem Krafttier/Helfer:

Mein neuer Seelenvertrag lautet:

weitere Notizen:

Literatur

Baierl, Désirée, Brustkrebs schamanisch begegnen, ARUN Verlag, 2012.

Deatsman, Colleen, Bowersox, Paul, Seeing in the Dark, Red Wheel/Weiser, 2009.

Farmer, Steven D., Sacred Ceremony, Hay House, 2002.

Greenspan, Miriam, Healing through the Dark Emotions, Shambala, 2004.

Jones, Noragh, Power of Raven, Wisdom of Serpent, Floris Books, 1994.

MacEowen, Frank, The Celtic Way of Seeing, New World Library, 2007.

MacEowen, Frank, The mist-filled Path, New World Library, 2002 .

Madden, Kristin, The Book of Shamanic Healing, Llewellyn Publications, 2002.

McGarry, Gina, Brighid´s Healing, Green Magic, 2007.

Narby, Jeremy, Die kosmische Schlange, Klett-Cotta, 2001.

Scully, Nicki, Alchemical Healing, Bear & Co., 2003.

Villoldo, Alberto, Seelenrückholung, Goldmann, 2006.